DU

RHUMATISME CÉRÉBRAL

ET EN PARTICULIER DE

SON TRAITEMENT PAR LA MÉTHODE REFRIGERANTE

PAR

Julio ORTIZ-COFFIGNY,

Docteur en médecine de la Faculté de Paris.

—

PARIS

ALEXANDRE COCCOZ, LIBRAIRE-ÉDITEUR

11, RUE DE L'ANCIENNE-COMÉDIE, 11

—

1881

DU

RHUMATISME CÉRÉBRAL

ET EN PARTICULIER DE

SON TRAITEMENT PAR LA MÉTHODE REFRIGERANTE

PAR

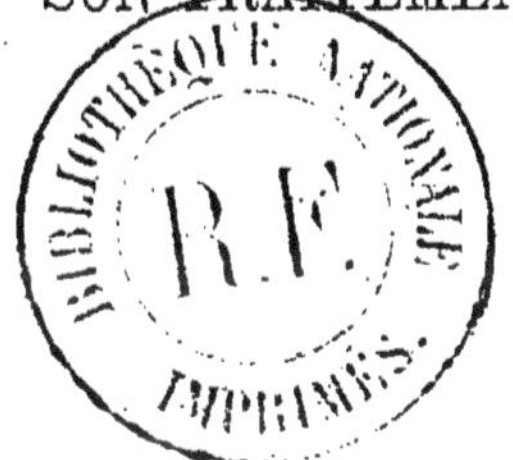

Julio ORTIZ-COFFIGNY,

Docteur en médecine de la Faculté de Paris.

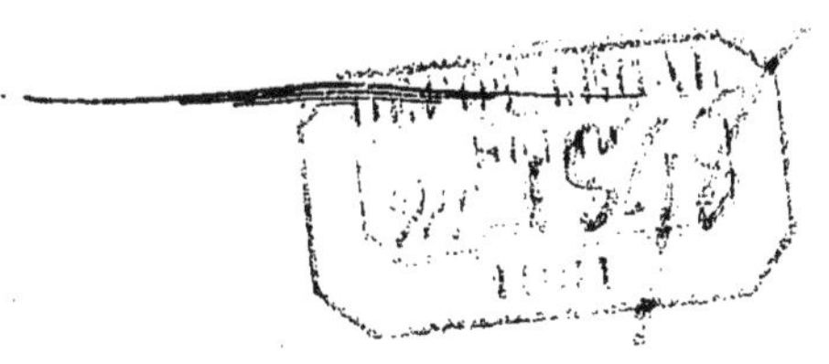

PARIS

ALEXANDRE COCCOZ, LIBRAIRE-ÉDITEUR

11, RUE DE L'ANCIENNE-COMÉDIE, 11

—

1881

DU

RHUMATISME CÉRÉBRAL

ET EN PARTICULIER

DE SON TRAITEMENT PAR LA MÉTHODE RÉFRIGÉRANTE

I.

HISTORIQUE ET DIVISION DU SUJET.

Les applications du froid dans le traitement du rhumatisme articulaire aigu ont été préconisées depuis longtemps. Scoutetten, Ferrus, Giannini, Elliotson les ont utilisées de plusieurs manières et, après eux, Skoda, Bamberger, Roser admettaient qu'elles pouvaient diminuer la fréquence ou la gravité des complications cardiaques.

C'est à Stakler (de Mulhouse) et surtout à Suret (1) que revient l'honneur d'avoir formulé nettement les méthodes hydrothérapiques applicables au rhumatisme articulaire aigu.

(1) Suret. Médecine hydrothérapique. Etudes et observations, Mémoires de méd., de chir. et de pharmacie militaires, t. XII, 3e série p. 1-31, 1864.

Suret prescrivait l'enveloppement dans le drap mouillé, les immersions répétées dans le bain froid, ou dans une piscine à 12°. Il dit expressément dans son travail que ce traitement ne convient qu'aux malades dont la *température est élevée*. Les enveloppements froids ou les immersions étaient renouvelés à des intervalles réguliers plusieurs fois dans la journée ; le froid était, en outre, appliqué localement le long de la colonne vertébrale et sur les jointures douloureuses, ainsi qu'Elliotson l'avait déjà prescrit dès 1833. Les précautions les plus minutieuses étaient prises pendant la durée du traitement hydrothérapique, les bains devaient toujours être administrés en présence du médecin.

A cette époque d'ailleurs, l'intervention de l'hydrothérapie, dans le traitement du rhumatisme articulaire aigu, était admise par un grand nombre d'auteurs. Gubler enveloppait les articulations de ses malades de compresses imbibées d'eau froide. « Nous aimerions mieux, dit-il, plutôt que d'abandonner cette méthode, renoncer au sulfate de quinine, aux saignées. » Il n'admet pas de contre-indication à l'emploi des compresses froides, pas même les complications du côté des principaux viscères. Pidoux, Gerdy (d'Uriage), Peter, von Esmarch (1) employaient des pratiques analogues, soit les lotions froides (Peter), soit les applications de glace poursuivies avec persévérance jusqu'à complète disparition de tous les symptômes (von Esmarch).

Mais, à ce moment les médecins anglais, adoptant les pratiques de Suret, obtenaient des résultats remarquables

(1) Von Esmarch. Ueber die Behandlung des acuten gelenk-rhumatismus met Eiss. (Berl. med. Wosch., n° 35, 1871.)

qui devaient transformer le traitement du rhumatisme cérébral. Sidney Ringer (1) en 1867, Wilson Fox (2) en 1871
ne recouraient plus seulement aux applications froides locales, ils prétendaient combattre directement la fièvre et
l'exagération considérable de la température par les immersions dans l'eau froide ; ils établissaient les règles du
traitement telles qu'elles sont encore en vigueur aujour-
d'hui. H. Weber (3), Lanthey et Gubler, Stewart Locke (4),
Carleton Bailton (5) préconisaient la même thérapeutique,
en recourant soit aux affusions froides, soit aux enveloppements dans le drap mouillé.

En France, leur exemple ne fut pas suivi tout d'abord,
bien que ces travaux ne fussent pas ignorés. Le professeur
Lasègue avait fait connaître dans les Archives de médecine
les résultats obtenus par Sidney Ringer et par Wilson Fox
(1872). Ce ne fut que deux ans après que parut l'important
travail de Maurice Raynaud (6) contenant une observation

(1) Sidney Ringer. Un cas de fièvre rhumatismale à haute température traitée par les bains froids (the Practitioner, février 1873, p. 74).
Bain froid donné dans un cas de fièvre rhumatismale ; mort au sortir
du bain (The Practitioner, octobre 1873). Cas de fièvre rhumatismale
guérie par un bain frais (Brit. med. Journ., 2 oct. 1875, p. 425).

(2) W. Fox. Rhumatism with Hyperpyrexion (The Lancet, t. II,
1870). Treatment of Hyperpyrexion by cold (British med. journal, août
1871).

(3) Weber (Hermans). Case of hyperpyrexia in rhumatic fever suc-
cessfully treated by cold both and affusions (Clin. Soc. of London, 8
mai 1872. (Med. Times and Gaz., 30 mai 1872, p. 387.)

(4) Stewart Locke. Note sur un cas d'hyperpyrexie dans un rhumatisme articulaire aigu, heureusement traité par l'enveloppement dans
des draps mouillés d'eau froide (The Lancet, 13 février 1875, p. 227).

(5) Carleton Bailton. Cas de température élevée dans le cours d'un
rhumatisme articulaire aigu, traitement par le drap mouillé (The Lancet, 4 déc. 1875, p. 797).

(6) Maurice Raynaud. Application de la méthode des bains froids au
traitement du rhumatisme cérébral (Journal de thérap., n° 22, 1874),

qui venait appuyer d'une manière éclatante les opinions admises par les auteurs anglais.

Blachez (1), Féréol (2), Colvat (de Lyon) (3), Vallin (4), Béhier (5), Oulmont (6) Langlebert (7), etc....., ont publié de nouveaux faits, la plupart en faveur de la méthode nouvelle.

Quelques revers cependant doivent être mis en regard de cette liste brillante ; M. Raynaud, Féréol, Moutard-Martin en ont signalé et nous en aurons d'autres à citer dans ce travail. Mais, dès à présent, nous pouvons dire qu'ils ne peuvent amoindrir l'importance des succès.

Avant de terminer ces brèves considérations historiques, nous devons encore rappeler ici les travaux récents sur le sujet qui nous occupe. Nous avons le devoir de signaler surtout le savant article d'Ernest Besnier (8), qui contient une étude remarquable du rhumatisme cérébral et de son traitement, une revue de Dujardin-Beaumetz (1877), les thèses d'agrégation de Ducastel, Labadie–Lagrave et de Goffroy (1878), et enfin les communications faites récem-

(1) Blachez Rhumatisme cérébral. Accidents graves, traitement par les bains froids ; guérison. (Gaz. hebdomad. de méd. et de chir., 1875, nos 7 et 8).

(2) Féréol. Efficacité des bains froids dans le rhumatisme cérébral et dans le délire alcoolique aigu fébrile. (Soc. méd. des hôpitaux, 8 juin 1877).

(3) Colvat. Rhumatisme cérébral, traitement par les bains froids, guérison. (Lyon médical, 1875, n° 39).

(4) Vallin. Rhumatisme cérébral, guérison par les bains froids. (Soc. méd. des hôpitaux, 22 juin 1877).

(5) Béhier. Des bains froids dans le traitement du rhumatisme cérébral (Bull. gén. de thér., t. XC, 1876).

(6) Oulmont. In thèse de Masson. Paris, 1877.

(7) Langlebert. Deux observations de rhumatisme cérébral, traité avec succès par les bains froids. France médicale, 1873.

(8) Articl. Rhum., in Dict. encyclop. des Sciences méd.

ment à l'Académie par Woillez et Maurice Raynaud (1), et qui ont servi de point de départ principal à ce travail.

Nous n'envisageons dans ces brèves considérations historiques que l'application du traitement hydrothérapique et spécialement du bain froid au traitement du rhumatisme cérébral. Mais, avant d'exposer dans son ensemble l'état de la science sur ce sujet, nous devons tâcher de nous rendre compte de l'anatomie et de la physiologie pathologique du rhumatisme cérébral, l'envisager dans ses principales formes symptomatiques, afin de pouvoir mieux dégager les indications de la méthode réfrigérante et comprendre son mode d'action. Nous croyons qu'elle agit à la manière d'un modificateur puissant ; il faut donc d'abord connaître l'état qu'elle doit modifier.

M. Maurice Raynaud a eu l'obligeance de mettre à notre disposition un certain nombre d'observations et de notes inédites. Nous voulons lui en témoigner ici notre reconnaissance et le remercier aussi des bons conseils qu'il nous a donnés.

(1) Bul. de l'Académie de médecine, séance des 12 octobre, 16 novembre, 23 novembre 1880.

II.

ANATOMIE PATHOLOGIQUE.

C'est dans le savant article de M. Besnier (1) que se trouvent le mieux exposées les altérations du rhumatisme cérébral. Ainsi que M. Besnier le fait observer, on peut constater chez les sujets qni ont succombé aux accidents cérébraux ou cérébro-spinaux, toutes les principales altérations anatomo-pathologiques des centres nerveux : « anémies et congestions, phlegmasies et hydropisies des membranes et de la substance nerveuse elle-même ; indurations et ramollissements ; lésions de canalisation ; thromboses et embolies, etc... »

Ces dernières lésions doivent être considérées comme secondaires et occuper une place à part. Les plus importantes, au point de vue qui nous intéresse spécialement, sont les congestions et les phlegmasies des membranes et de la substance nerveuse. Dans cette dernière, c'est la trame lamineuse, la névroglie et le système vasculaire qui sont le siège primitif des lésions. Celles-ci occupent à la fois l'encéphale et l'axe médullaire. Elles portent en outre à la fois sur les méninges qui enveloppent les centres nerveux, et sur celles qui existent dans leurs cavités.

Lésions conjonctives. — De toutes les lésions la plus importante, sans contredit, c'est la *congestion* : c'est elle que l'on constate le plus fréquemment au simple examen macroscopique. Elle est appréciable surtout sur les méninges, se traduisant par des suffusions sanguines plus ou moins

(1) Art. Rhumatisme. Diction, encyclopédique des sciences médicales.

accentuées dans la pie-mère, dans l'arachnoïde, dans la toile choroïdienne, dans les méninges spinales. C'est surtout la pie-mère qui est congestionnée ; les îlots de suffusion sanguine, examinés au microscope, montrent des dilatations régulières ou fusiformes des vaisseaux sanguins, autour desquelles les globules rouges sont souvent extravasés. « La masse cérébrale présente des degrés variables de congestion : la substance grise est rose uniforme ; dans la substance blanche, on trouve un piqueté abondant, et les coupes se recouvrent rapidement de sang. » (Ollivier et Ranvier.)

Il faut ajouter que ces congestions peuvent varier à l'infini suivant les cas, qu'elles sont même plus ou moins intenses suivant les points du cerveau qu'on examine. La base paraît être leur siège de prédilection, fait qui n'a pas besoin d'être expliqué et qui se traduit cliniquement, pendant la vie, par la multiplicité des phénomènes convulsifs.

La congestion peut être assez intense pour déterminer la rupture des parois de petits vaisseaux ; le sang se répand dans les espaces lymphatiques qui entourent le vaisseau. Mais c'est là tout ; on ne voit point d'épanchements en foyer dilacérant la substance nerveuse.

Dans d'autres cas, la congestion semble manquer. Il est un certain nombre de faits positifs, dit M. Besnier, dans lesquels l'autopsie n'a fait découvrir qu'un état remarquablement exsangue de la substance nerveuse et de ses membranes, soit dans un département étendu, soit dans des régions organiquement localisées : cerveau, cervelet moelle allongée. Rien pourtant n'a pu faire distinguer ces cas pendant la vie, de ceux dans lesquels l'autopsie montre des congestions. Plusieurs explications s'appliquent à ces faits : d'abord, les congestions des différents viscères et surtout des centres nerveux et du poumon peuvent disparaître après la mort. Nous ne voulons pas nier que l'anémie cérébrale simple ne puisse se rencontrer dans le rhumatisme cérébral ; mais il faudrait être certain, pour pouvoir l'affirmer, que cette anémie est réelle, rechercher si des lésions dues à la congestion ne persistent pas encore et n'attestent pas une existence antérieure.

Le microscope seul pourrait trancher cette difficulté et, comme on le sait, il n'est intervenu que dans un petit nombre de cas. Il est probable, d'ailleurs, qu'il doit exister fréquemment des oscillations entre les phénomènes de congestion et les phénomènes d'anémie : cliniquement, la véritable cause de ces désordres ne peut être appréciée, puisqu'ils se traduisent pour l'observateur par des symptômes analogues.

Lésions phlegmasiques. — Elles sont encore imparfaitement connues ; récemment M. Balzer(1) a insisté d'une manière spéciale sur la nécessité de faire l'analyse histologique de tous les cas, nécessité imposée par les incertitudes de la clinique dans certains cas. Ce serait, en effet, un renseignement de première importance que de savoir que le rhumatisme cérébral entraîne toujours les mêmes altérations élémentaires. Dans *les cas les plus ordinaires*, ce sont, dit M. Besnier, des lésions vasculaires surtout, telles qu'elles ont été décrites par MM. Ollivier et Ranvier pour les articulations, lésions qui ne laissent pas que de dépasser le type congestif, puisqu'elles s'accompagnent de prolifération cellulaire, mais qui, participant des caractères propres des altérations d'ordre rhumatismal, n'entraînent pas absolument les résultats anatomiques et les conséquences fatales qui appartiennent aux phlegmasies pro-

(1) F. Balzer. Traitement du rhumatisme cérébral par la méthode réfrigérante. Gaz. méd. de Paris, décembre 1880.

prement dites, simples ou spécifiques, des centres nerveux. Ces lésions sont les *plus fréquentes*, elles sont pure-
ment *microscopiques*, elles ne diffèrent par aucun *caractère
essentiel* des altérations phlegmasiques qui évoluent dans
les jointures. Les vaisseaux sont devenus turgescents et
variqueux, les éléments de leurs parois prolifèrent, les
cellules lymphoïdes se trouvent en grand nombre dans les
gaines lymphatiques qui les entourent ; on y trouve aussi
fréquemment des globules rouges, les noyaux de la névroglie prolifèrent. Ce sont là les caractères d'une inflamma-
tion véritable qui peuvent se trouver plus ou moins accusés suivant le cas, et parfois aussi suivant les points du
centre nerveux qu'on examine. Mais on conçoit que les
caractères macroscopiques fournis par ces lésions soient à
peu près nuls : on peut noter parfois, outre la congestion,
l'opalescence des méninges, l'hydropisie méningée et ven-
triculaire ; mais ces derniers caractères, qui sont loin d'être
toujours bien accusés, ne pouvaient avoir une signification
bien importante pour les observateurs, en l'absence de la
congestion. Il faut donc le répéter : l'examen microscopique est indispensable.

A côté de ces cas qui constituent pour nous le rhumatisme cérébral type, se placent les cas *plus rares* dans les
quels les lésions sont *macroscopiques* et ne peuvent
échapper à l'examen fait à l'œil nu : ce sont les méningites
et les méningo-encéphalites proprement dites, dans lesquelles les altérations inflammatoires sont indiscutables
dès l'abord. Elles sont considérées comme rares par tous
les auteurs (Ollivier et Ranvier, Gintrac, Leudet, Vogel,
Besnier), et se développent ordinairement dans des circonstances spéciales : chez les sujets épuisés par des maladies antérieures, dans le rhumatisme secondaire. La *suppuration* peut se produire ; elle est rare, aussi bien dans

les méninges que dans les articulations, et dépend ordinairement d'influences étrangères au rhumatisme.

La congestion violente du rhumatisme cérébral entraîne l'exsudation d'une certaine quantité de sérosité ; le liquide contenu dans la grande cavité de l'arachnoïde, dans les ventricules qui sont parfois distendus, et dans les espaces sous-arachnoïdiens, augmente de quantité. L'œdème se produit également dans la substance cérébrale. On trouve dans le liquide épanché un grand nombre d'éléments cellulaires, de grandes cellules épithéliales granuleuses, des globules blancs du sang. Lorsque le rhumatisme cérébral a duré 24 heures et au delà, le liquide contenu dans l'arachnoïde, dans les ventricules et dans les espaces sous-arachnoïdiens, est plus abondant, louche et même puriforme, qualités qu'il doit au *nombre considérable* des cellules épithéliales et des globules blancs qu'il renferme alors (Cornil et Ranvier) (1).

Cet état, disent ces auteurs, n'est pas particulier au rhumatisme cérébral ; on peut le rencontrer dans toutes les congestions cérébrales accompagnées de délire, par exemple, dans la pneumonie, la variole, la fièvre typhoïde.

En résumé, en mettant à part les cas exceptionnels qui aboutissent à la suppuration, les lésions du rhumatisme cérébral n'offrent rien de spécial. Ces lésions, dit M. Balzer, sont autant d'ordre mécanique que d'ordre inflammatoire. Consécutives à un violent raptus sanguin, elles disparaissent avec lui ; elles peuvent rétrocéder comme toutes les altérations d'ordre rhumatismal, sans produire d'alté. ration matérielle irrémissible, quelque violente qu'ait pu être la manifestation symptomatique (E. Besnier). M. Gom-

(1) Manuel d'histologie pathologique, t. I, 2ᶜ édit., 1881.

qault(1) a décrit dans la rage humaine des altérations analogues, et il est fort probable qu'on les retrouverait aussi, non seulement dans la plupart des délires aigus, mais de même après les attaques subintrantes d'épilepsie, d'éclampsie, etc..

(1) Gombault. Bull. de la Soc. anat., 1875.

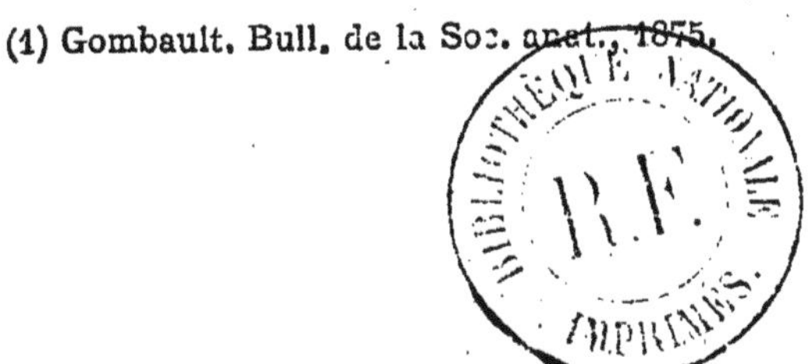

J. Ortiz.

III.

PHYSIOLOGIE. PATHOLOGIQUE.

Les formes du rhumatisme cérébral, envisagées au point de vue anatomique ou clinique, sont nombreuses et il est nécessaire, surtout dans la question que nous envisageons, spécialement, d'établir des distinctions précises. Ce que nous avons à dire ne peut s'appliquer aux accidents cérébraux d'origine rhumatismale, mais dans lesquels interviennent des éléments autres que ceux dont nous avons parlé à propos de l'anatomie pathologique. M. Besnier sépare le rhumatisme cérébral proprement dit, l'encéphalopathie rhumatismale, des accidents qui se développent consécutivement à des altérations du cœur ou des gros vaisseaux ; l'embolie cérébrale qu'elles produisent parfois est souvent d'un diagnostic presque impossible avec les données actuelles, mais en pathologie au moins, la distinction est nécessaire. Il en est de même pour les accidents de l'encéphalite pyémique, pour les accidents urémiques. Ces accidents sont de véritables *complications*, tandis que l'*encéphalopathie rhumatismale* est une LOCALISATION de la maladie à laquelle elle se rattache directement.

C'est également l'opinion admise par M. Raynaud dans les considérations si intéressantes qu'il a développées à l'Académie, sur la fièvre rhumatismale. « Les mêmes altérations, dit-il, que le rhumatisme engendre dans l'endocarde, il peut et doit les produire dans la membrane

interne de tout l'arbre circulatoire. » Cette notion est con-
forme d'ailleurs aux opinions professées depuis longtemps
par M. Bouillaud. En somme, chez tous les auteurs que
nous venons de citer, nous retrouvons cette tendance à
chercher une base anatomo-pathologique pour le rhumatisme cérébral dans les altérations inflammatoires des
vaisseaux. Les mêmes phénomènes se passent du côté de
la circulation cérébrale et du côté du système vasculaire
des articulations.

Ces faits qui s'établissent de jour en jour d'une manière
plus solide, satisfont l'esprit bien autrement que les diverses
théories pathogéniques du rhumatisme cérébral, contes-
tées pour la plupart. Nous devons cependant les passer
rapidement en revue, car elles servent de base à des applications thérapeutiques importantes.

Théorie de la métastase. — Existe-t-elle dans le rhumatisme cérébral? M. Besnier la repousse d'une manière
absolue; il n'admet pas davantage le rhumatisme cérébral,
se développant en vertu du consensus qui unit les tissus
analogues (tissus séro-fibreux articulaires et encépha-
liques). Le rhumatisme, dit-il, atteint différentes régions
pour des causes que nous ignorons absolument. Ces théories se borneraient, en somme, pour M. Besnier, à l'expression de faits. M. Raynaud est moins opposé à la théorie
de la métastase. Il fait remarquer que ce n'est pas seulement la douleur qui disparaît, mais avec elle tous les
autres phénomènes articulaires : la rougeur, la tuméfac-
tion, l'épanchement synovial, ainsi que la dilatation vei-
neuse autour des jointures malades. Nous nous garderons
bien d'intervenir dans une question si difficile. Nous
ferons seulement remarquer que la cessation des sym-

ptômes n'implique pas la disparition des lésions et la guérison de la localisation rhumatismale. Les oscillations sont
fréquentes dans le rhumatisme articulaire aigu, où l'on
voit les articulations se dégager, puis être atteintes de
nouveau peu de temps après. La *restitutio ad integrum*
complète ne peut guère être admise par ce seul fait, que
les symptômes objectifs et subjectifs ont disparu. Dans le
cours même du rhumatisme cérébral, comme nous le ver-
rons, pendant le traitement par les bains froids, on voit
parfois tous les symptômes cesser. Qu'est devenu le désordre anatomique pendant ce temps-là? Le rhumatisme
porte-t-il ses effets sur quelque autre point? Il est pré-
sumable plutôt qu'il reste latent, car, quelque temps
après le bain froid, on voit ses symptômes reparaître.
En somme, ces questions graves ne peuvent guère qu'être
posées; l'état rhumatismal domine la situation : c'est lui
qu'il faut accuser plutôt que la disparition de quelques
arthrites parfois insignifiantes. De même, une éruption
variolique ou rubéolique pâlit lorsqu'une complication
grave se déclare : on ne pense plus guère aujourd'hui à
mettre celle-ci sur le compte de la rétrocession de l'éruption.

Le fait que nous allons rapporter et qui a été l'objet
d'une intéressante leçon clinique de M. Raynaud nous
paraît devoir être cité en opposition à la théorie de la métastase.

OBSERVATION I.

N..., âgée de 35 ans, domestique, entre le 15 janvier 1881, dans
le service de M. Raynaud. Cette femme a toujours été bien por-
tante et n'a jamais eu de rhumatisme. Le 6 janvier, elle a commencé à ressentir des douleurs dans les articulations et une rai-

deur douloureuse des membres. Le 7, elle est déjà obligée de garder le lit, et le rhumatisme articulaire se développe, la plupart des articulations se prennent successivement. Elle entre à l'hôpital le 15 janvier.

A ce moment, on constate des arthrites rhumatismales dans les deux genoux, dans les épaules, aux coudes, et au cou-de-pied. Les articulations sont douloureuses et tuméfiées. Pas de complication cardiaque. Température prise à la visite du soir 40,2 ; température élevée, trop élevée pour un rhumatisme simple et qui aurait pu inspirer des craintes. Mais rien à ce moment ne faisait soupçonner un rhumatisme cérébral.

A 8 heures du soir, la malade commence à divaguer, à s'agiter dans son lit ; la malade délire bientôt de plus en plus ; à 10 heures, l'agitation est extrême, elle pousse des cris violents.

A 11 heures, elle tombe dans le coma ; l'interne de garde fait poser des sinapismes. Le coma persiste, et l'on note cependant la *persistance des phénomènes articulaires.*

L'aggravation continue ; la malade succombe à 1 heure et demie du matin.

Autopsie, faite le surlendemain. On note l'état de conservation parfait dn cadavre. Le cerveau et ses enveloppes présentent une *congestion généralisée* intense. La substance cérébrale présente un piqueté remarquable.

Les autres organes sont sains, sauf les poumons qui sont congestionnés ; le poumon droit surtout offre une congestion intense qui s'étend jusqu'au sommet (fluxion rhumatismale). Le cœur est sain ; pas d'endocardite ; mais on note une imbibition remarquable de l'endocarde par la matière colorante du sang. Le sang offre un aspect poisseux, il est noirâtre, diffluent, non coagulé. (M. Raynaud insiste sur cet état de diffluence du sang et croit qu'il prédispose aux congestions viscérales multiples) Les *articulations du genou* renferment un liquide filant, louche, d'aspect presque purulent ; la synoviale est fortement congestionnée.

L'examen microscopique de l'encéphale fait par M. Variot, interne du service, a donné des résultats négatifs ; pas d'exsudats dans les gaines lymphatiques, pas d'amas de globules blancs, ni de globules rouges ; pas de prolifération cellulaire. En un mot, simple congestion, très intense, il est vrai.

M. Raynaud, dans sa leçon, a insisté surtout sur l'état de diffluence du sang ; ce liquide présente des altérations évidentes, mais mal connues aujourd'hui, aussi bien au point de vue histologique qu'au point de vue clinique. Cet état du sang est-il causé par l'hyperthermie, ou bien celle-ci en est-elle la conséquence ? M. Raynaud a cru devoir seulement poser ces questions.

Nous voyons là, en somme, un de ces cas foudroyants analogues à ceux dont Trousseau a si bien tracé le tableau. Nous notons encore une fois que, malgré la violence des phénomènes cérébraux, les accidents n'ont pas paru être influencés du côté des articulations. C'est, comme l'a dit M. Raynaud, dans ces cas effrayants qu'il faut savoir se hâter d'instituer la méthode réfrigérante, seule assez puissante pour sauver le malade.

Il s'en faut donc que le rhumatisme cérébral fasse toujours cesser les manifestations articulaires. MM. Gubler et Besnier en ont cité des exemples de leur persistance observés par eux-mêmes ou par d'autres auteurs. M. Féréol rapporte l'observation d'un étudiant en médecine, chez lequel les fluxions articulaires ont persisté jusqu'à la mort. La théorie de la *révulsion cérébrale* est, par conséquent, aussi fort contestable. Il n'y a rien de régulier dans la manière dont les choses se passent : tantôt le rhumatisme articulaire persiste en même temps que l'encéphalopathie ; tantôt il disparaît *ou semble disparaître* sans qu'on puisse conclure que l'encéphalopathie résulte de cette disparition. Il semble qu'une seule localisation suffise à la maladie, de même qu'on la voit, dans certains cas, atteindre plus spécialement le cœur ou la plèvre et délaisser les articulations. Il faut donc admettre avec M. Besnier que, dans beaucoup de cas au moins, la suppression des douleurs articulaires s'explique par l'*anesthésie cérébrale*, analogue à celle qu'on observe parfois dans le delire des grands blessés.

Hyperthermie. — Elle ne représente qu'un caractère de rhumatisme cérébral, l'un des plus importants, il est vrai, surtout dans certaines formes. Mais elle ne cause pas plus le rhumatisme cérébral qu'elle ne cause le phénomène ataxo-adynamique qu'on observe dans la fièvre typhoïde. Elle en exagère seulement la gravité, et peut produire des acci-dents particuliers. Si son rôle pathogénique est secondaire, elle est la source d'indications thérapeutiques spéciales, car c'est, en somme, sur l'hyperpyrémie qu'est basé jusqu'à présent le traitement du rhumatisme cérébral par les bains froids. Il est d'observation que les encéphalopathies rhumatismales qui sont accompagnées d'élévation consi-dérable de la température sont beaucoup plus graves que celles dans lesquelles la température reste à des degrés moyens.

Le *nombre* d'arthrites, leur *intensité*, ne peuvent être regardés comme pouvant déterminer le rhumatisme céré-bral. Celui-ci se développe parfois primitivement, pour ainsi dire, avant que les articulations aient été atteintes ou lorsqu'elles sont encore à peine troublées (cas de M. Bla-chez). D'autre part, Trousseau a montré que les rhuma-tismes les plus violents ne déterminent fréquemment rien de particulier du côté de l'encéphale.

Nous ne pouvons que mentionner ici le rôle joué par les *cardiopathies*, par les *altérations du sang* (anémie, urémie), par certains *médicaments*. Ce sont là, ainsi que l'a montré M. Besnier, des cas particuliers qui doivent être appré-

ciés plutôt dans le chapitre Étiologie que dans le chapitre Pathogénie du rhumatisme cérébral. Les données que
l'on possède d'ailleurs sur ces points spéciaux sont encore
obscures, les observations peu concluantes. M. Besnier est
entré, sur ces sujets divers, dans des développements inté-
ressants que nous ne pourrions que reproduire ici sans y
rien changer. C'est la *prédisposition cérbérale innée ou
acquise* qui joue le principal rôle dans l'étiologie du rhumatisme cérébral. Les conditions morales fâcheuses (Hervez de Chégoin), la folie, l'épilepsie, l'hystérie, certaines intoxications dont les effets portent surtout sur le système
nerveux, l'urémie, l'alcoolisme, le saturnisme, les affections cérébrales ou méningées antérieures, telles sont les
causes qui favorisent surtout le développement du rhumatisme cérébral. « Celui-ci, comme l'a dit Bouillaud, peut
avoir lieu sans avoir été provoqué par quelque initiation
cérébrale antérieure ; mais quand celle-ci existe, on pourrait dire qu'elle joue le rôle d'une épine et, si on peut ainsi
dire, d'une pointe qui attire sur l'organe la décharge de la
foudre rhumatismale. »

IV.

Symptomatologie

Nous ne pouvons donner dans ce chapitre qu'un résumé
rapide de l'histoire clinique des principales formes du rhumatisme cérébral. Ces formes, comme on le sait, sont
nombreuses, si nombreuses que chaque auteur adopte une
classification particulière. Le rhumatisme cérébral se présente avec des allures tellement variées, qu'il faudrait,
suivant l'expression de M. Ball, admettre une forme spéciale pour chaque malade. Hervez de Chégoin, Vigla,
Gubler, Sée, Trousseau, Ball, Jaccoud, E. Besnier ont
adopté des classifications différentes, multipliant plus ou
moins le nombre des types principaux. Ici, la base de classification habituelle en pathologie fait défaut, ou à peu
près. Il n'est pas probable qu'il existe des cas de rhumatisme cérébral sans lésions, mais celles-ci doivent peu dif-
férer dans les différents cas. On arrivera sans doute à
montrer qu'elles prédominent davantage en certains points,
tantôt dans les méninges, tantôt dans l'épaisseur de la
substance nerveuse. On établit ainsi des formes bien distinctes : forme méningitique, forme cérébrale, forme céré-
belleuse, etc... Mais beaucoup de cas échappent à la classification anotomo-pathologique régulière, soit parce que les
lésions sont insuffisantes, soit parce qu'elles présentent
une diffusion telle qu'on ne peut s'appuyer sur leur étude
pour classer les cas.

Il est donc préférable, comme l'a fait M. Besnier, de tenir compte, avant tout, de la marche des accidents et quel que soit le symptôme prédominant, délire, convulsions, coma, etc.., admettre trois formes cliniques : rhumatisme cérébral suraigu, rhumatisme cérébral aigu, rhumatisme cérébral subaigu.

Nous n'avons à nous occuper ici que des formes aiguës proprement dites : elles présentent elles-mêmes des types nombreux et variés que nous n'avons pas l'intention de passer en revue, leur description étant d'un intérêt secondaire au point de vue spécial que nous envisageons.

Le rhumatisme cérébral, on le sait, dans certains cas se présente sous la forme foudroyante dont Trousseau a tracé le tableau d'une manière si saisissante : « A la visite du soir, dit-il en racontant l'histoire d'un malade de son service, mon chef de clinique ne constate rien d'insolite, sinon la diminution de douleur des arthrites ; le malade se félicite de son état. Cependant, une heure plus tard, cet homme se plaint de ne plus voir clair, puis bientôt il vocifère, crie au voleur, s'élance hors de son lit, tombe, est relevé, replacé dans son lit, lutte avec deux infirmiers, déployant une force considérable, puis s'affaisse et meurt. Toute cette scène avait duré un quart d'heure. » Un fait presque analogue a été observé récemment dans le service de M. Raynaud ; nous en avons donné plus haut l'observation. M. Woillez en cite également dans sa récente communication à l'Académie.

Le début est-il aussi soudain qu'il le paraît ? Ces accidents foudroyants ne sont-ils point précédés d'une élévation progressive du pouls et de la température, de certains troubles psychiques ou sensoriels ? Cela est plus que probable, mais ces phénomènes précurseurs, au moins dans

ces cas, n'ont point été assez accusés pour attirer l'attention. Une erreur en pareille matière est surtout inévitable
lorsqu'il sagit d'un individu non alcoolique ou peu suspect
d'antécédents névropathiques.

. Il est évident cependant, et spécialement au point de
vue du traitement, que l'étude des prodômes du rhumatisme
cérébral offre un intérêt palpitant puisque, d'une part, la
maladie peut évoluer avec cette rapidité brutale, et d'autre
part, parce que nous croyons posséder maintenant le moyen
de lui opposer une barrière souvent efficace, à savoir : le
bain froid. Chez quelques malades, on note la céphalalgie
ou la rachialgie; d'autres, au contraire, ont cessé de souffrir, leurs articulations leur semblent débarrassées : on
peut observer aussi des sueurs et parfois même quelques
symptômes déjà plus accusés, des soubresauts des tendons,
de la raideur des membres, du subdelirium, de la gêne de
la parole, des modifications particulières dans l'expression
du regard et du facies. Ce qui serait plus important encore,
c'est l'observation de la marche de la fièvre, l'exploration
thermométique fréquemment renouvelée.

Lorsque le rhumatisme cérébral est déclaré, les symptômes que l'on observe diffèrent suivant des différentes formes. Quelques-uns ont une prédominance marquée, et
donnent surtout à l'encéphalopathie rhumatismale son
cachet particulier. La céphalalgie appartient surtout à la
période initiale; elle paraît moins forte ou plutôt est moins
accusée à la période d'état. Le *délire* a une importance
beaucoup plus grande : il varie à l'infini dans ses aspects,
depuis le simple subdelirium, auquel une interrogation directe peut soustraire les malades, jusqu'au délire violent,
incohérent, furieux, à l'agitation maniaque qu'on observe
dans le plus grand nombre des cas. Il est continu ou

intermittent, augmentant pendant la nuit, diminuant et cessant pendant le jour. Dans les cas où il est très intense, le délire s'accompagne d'*analgésie articulaire*, mais il faut des observations précises, et même un contrôle anatomique pour trancher la question de savoir si l'arthrite rhumatismale subit réellement des modifications profondes par le fait de la localisation nouvelle du rhumatisme du côté des centres nerveux. Dans les phases terminales de la maladie, après l'explosion et l'évolution du délire, survient le coma, précédé ou non de convulsions. Le coma lui-même peut être, dans quelques cas très rares, une manifestation initiale, ou même la seule manifestation de la maladie; le malade succombe dans ce cas à l'asphyxie progressive : c'est l'apoplexie rhumatismale qui peut tuer le malade, aussi rapidement que dans les cas à délire subaigu analogues à celui dont Trousseau a rapporté l'histoire. Toutefois, le coma ne tient pas dans le tableau du rhumatisme cérébral une place à beaucoup près aussi importante que le délire. MM. Woillez et Raynaud placent en première ligne, pour les formes aiguës les symptômes suivants : le délire, l'hyperthermie et la suppression simultanée de la fluxion articulaire. Toutefois M. Raynaud considère ce dernier caractère comme accessoire, et nous avons déjà dit qu'en effet, ce point appelle de nouvelles recherches. *L'hyperthermie* et le plus souvent aussi la fréquence du pouls qui l'accompagne représente au contraire un phénomène d'une importance capitale, dont la marche doit être régulièrement suivie pendant toute la durée des accidents. C'est elle qui nous intéresse surtout au point de vue thérapeutique : « L'expérience, dit M. Raynaud, démontre que, dans ces circonstances, en s'adressant à l'élément hyperthermie, on fait disparaître les accidents cérébraux.»

Les médecins anglais, surtout, ont accordé la plus grande importance à l'hyperthermie. La plupart des auteurs admettent avec eux une forme de *rhumatisme cérébral hyperpyrétique*, mais il faut se rappeler, comme nous l'avons dit, que si l'hyperthermie ajoute ses effets à ceux du rhumatisme cérébral, elle ne saurait en aucun cas prendre le pas sur celui-ci. Elle lui reste toujours subordonnée, et ne peut être envisagée isolément.

Nous venons d'énumérer les caractères principaux de la variété la plus commune de rhumatisme cérébral, dans laquelle dominent principalement le délire, l'hyperthermie. C'est la forme qui réclame de la manière la plus nette l'emploi régulier des bains froids. Mais, comme nous aurons occasion de le dire, les autres types décrits par les auteurs : la forme *apoplectique*, la forme *comateuse*, *délirante*, etc.., appellent peut-être le même traitement. C'est un point que nous aurons à discuter également, même pour les formes apyrétiques du rhumatisme cérébral.

On peut, en somme, distinguer avec M. Raynaud deux catégories de symptômes dans le rhumatisme cérébral : 1° Les symptômes *psychiques* : délire avec agitation maniaque, ou mélancolie avec stupeur, ou encore délire hypochondriaque. M. Raynaud ne croit guère à une forme comateuse proprement dite du rhumatisme cérébral; il considère plutôt le coma comme une *période* succédant d'ordinaire à la période délirante, laquelle peut, du reste, être assez courte pour passer inaperçue. 2° Les symptômes *somatiques* : céphalalgie, spasmes toniques, opisthotonos, pharyngisme un peu analogue à celui qu'on observe dans l'hydrophobie rabique, carphologie, soubresauts des tendons, *trépidation musculaire* analogue à celle qu'on voit chez les alcooliques, mais plus intense encore, et qui est surtout très visible aux muscles de la face.

La signification pronostique de ces divers accidents est des plus graves. Le rhumatisme cérébral, dans ces formes graves, et notamment dans les cas où l'on observe ces élévations considérables de la température, entraîne presque toujours la mort, si l'on n'intervient pas d'une manière énergique. Tout malade atteint de rhumatisme cérébral est en danger de mort, dit M. Besnier. Ce pronostic s'applique surtout aux formes suraiguës et aiguës de la maladie. Les médecins anglais, et particulièrement Wilson Fox, basent surtout leur pronostic sur l'élévation de la température. Tant que la température ne dépasse pas 40°, le malade n'est pas en danger sérieux, suivant cet auteur. Ses conclusions peuvent encore être acceptées d'une manière générale ; cependant les exceptions s'observent, et l'on a signalé récemment des cas de rhumatisme cérébral dans lesquels la température n'a jamais atteint 40°.

V.

TRAITEMENT. — MÉTHODE RÉFRIGÉRANTE. — BAIN FROID,
SES INDICATIONS.

Il faut admettre avec M. Woillez, au point de vue du traitement du rhumatisme cérébral, deux groupes de faits correspondant à deux périodes distinctes : l'une, antérieure à 1870, et pendant laquelle on ne recourait pas au traitement par le bain froid ; l'autre, qui s'est écoulée depuis 1870 jusqu'à nos jours.

Dans la première période, dit M. Woillez, le rhumatisme cérébral était à l'étude, mais il avait pour caractère incontesté d'occasionner la mort avec une désespérante régularité. Les faits observés à cette époque par Vigla, par MM. Olivier et Baunier, par M. Woillez, etc., font considérer la maladie sous le jour le plus sombre. Quelques cas de guérison furent bien signalés, il est vrai, à cette époque, mais il n'était pas toujours permis de pouvoir attribuer la guérison à la thérapeutique mise en usage à cette époque, d'autant plus qu'il ne faut pas oublier que la guérison spontanée, peut quelquefois se faire dans les formes aiguës du rhumatisme cérébral. Beau, Ferris (de Briançon) ont rapporté les observations de deux malades guéris à la suite de l'application d'un vésicatoire sur la tête. M. Marotte obtint la guérison en appliquant 20 sangsues derrière les oreilles d'un malade et en prescrivant le calomel à l'intérieur ; en même temps on appliquait sur les grosses articulations de larges vésicatoires. Vigla attribue dans deux cas la guérison à l'emploi de l'extrait thébaïque. En somme, on ne peut guère tirer une conclusion sérieuse de ces diverses observations.

C'est à partir de 1870 que le traitement du rhumatisme cérébral entre dans une période nouvelle, créée par les observations thermométriques. C'est en combattant directement l'un des symptômes les plus importants du rhumatisme cérébral, l'hyperthermie, que l'on obtint les succès remarquables qui n'ont fait que se multiplier dans cés dernières années. La méthode réfrigérante déjà connue, comme nous l'avons dit, a été complétée, utilisée d'une manière scientifique, et on peut dire que les résultats qu'elle a fournis rendent moins triste et moins cruel désormais le pronostic du rhumatisme cérébral. Divers modes d'application du froid ont été préconisés successivement par les auteurs, mais il y en a un sur lequel nous avons à insister presque uniquement; c'est le bain froid, considéré aujourd'hui comme le meilleur remède qu'on puisse opposer aux formes aiguës du rhumatisme cérébral. Nous allons étudier successivement ses indications, son emploi et son mode d'action, mais nous croyons devoir d'abord rapporter les premières observations publiéee en Angleterre par Wilson Fox, et en France par M. Raynaud. Ces observations, en effet, nous montrent bien les idées qui ont présidé à l'application de la méthode réfrigérante et les modifications que celle-ci a subies peu à peu dans la pratique. En outre, non seulement elles ont à nos yeux une valeur clinique considérable, mais elles présentent véritablement un intérêt historique, étant connue la révolution complète qu'elles ont déterminée dans le traitement du rhumatisme cérébral.

Observation II.

(Wilson Fox) (1).

II. — Mme B..., 49 ans, mariée, sans enfants, non réglée depuis un an. Le rhumatisme, dont elle souffre actuellement a débuté dans la nuit du 27 mai 1871, par une douleur dans la main.

Le 29 mai, frissons qui se répètent quelques-uns des jours suivants. Les genoux et les cous-de-pied sont successivement atteints.

Le 5 juin, elle est admise à l'hôpital d'University College.

A son entrée, la malade est abattue ; la langue sale, tremblante ; les articulations de toutes les extrémités sont gonflées et douloureuses. Bruit de frottement à la région cardiaque, la pointe bat dans le quatrième espace intercostal. Pas d'augmentation de la matité ; le premier son est sourd à la pointe, sans souffle ; respiration libre.

On commence le traitement par le perchlorure de fer, selon la méthode de Reynolds, à la dose de 1 gr. 50 de teinture toutes les quatre heures.

Le 10. Au matin, même état à peu près. La température a oscillé entre 37,4 et 38,5 depuis l'entrée de la malade ; à 9 heures de l'après-midi la température est de 40,5 ; à 5 heures 1/2, de 41 ; à 6 heures, elle est de 41,5. Depuis 9 heures du matin, l'accroissement a été de 3°.

A cette dernière heure, les douleurs articulaires ont disparu ; pas de perte de conscience, mais difficulté à articuler, voix éteinte. La malade ne se plaint que de l'excès de faiblesse ; face d'un rouge foncé, injections des conjonctives, langue et mains tremblantes ; décubitus dorsal, les yeux fermés. La malade se réveille quand on lui adresse la parole. Pouls 112. Respiration 44.

Ayant vu dans un cas de fièvre rhumatismale la température s'élever rapidement de 38 à 40°, et tomber à 37,7 en dix heures à a suite de l'administration d'un scrupule de quinine, je fis adminis-

(1) Lasègue. In Archives de méd., 1872, t. XIX, p. 596 et suiv.

J. Ortiz.   3

trer cette dose toutes les demi-heures, jusqu'à 8 heures 50, soit en somme 6 grammes. La dernière dose fut vomie.

A 7 heures 50, la température était de 41,3 ; à 9 heures 50, elle est de 42,8.

La malade est alors plongée dans un bain à 35°. Elle est absolument inconsciente, pouls imperceptible, face cyanosée, respirations irrégulières, stertoreuses, comme celles qui précèdent la mort. Un dernier effort fut tenté, de la glace fut appliquée sur la poitrine, sur l'abdomen et le long de l'épine dorsale ; l'eau du bain fut vidée et les assistants versent incessamment sur la patiente des seaux d'eau glacée.

A 10 heures 25, la température est de 42,6 dans le rectum. Le pouls est sensible à 140 ; large administration de *brandy*. A 10 h. 35, c'est-à-dire une demi-heure après, la première application de la glace, la température rectale est de 39,8. La malade est retirée du bain; on enlève la glace appliquée sur le rachis.

A 10 heures 55, température à 37,6, la malade parle, a repris connaissance, la face n'est plus livide, spasmes toniques des lèvres et du cou, sans spasmes des membres.

A 11 heures 40, température 36,5 dans le vagin : il a été administré plus de 200 grammes de brandy ; collapsus menaçant. Je pense qu'il y a lieu de se garantir contre un abaissement plus grand de la température. Des bouteilles d'eau chaude sont appliquées aux pieds et au tronc. En vingt minutes la température remonte à 36,8 dans le vagin; pouls 130 ; respiration 42.

La température remonte graduellement ; à 7 heures 35 du matin, elle est de 40,3.

A 7 heures 40, la malade est remise dans un bain à 18°. En vingt minutes, la température dans le vagin a baissé à 39,5.

L'abaissement continue pendant plus d'une heure jusqu'à 37,5. On applique des bouteilles d'eau chaude. La surdité produite par le sulfate de quinine se manifeste et se prolonge pendant quarante-huit heures. La température ne se relève à 39° qu'au bout de trente-six heures. Pendant cette sédation, la respiration est de 30, l'urine est évacuée, il se produit un sommeil calme. On donne du brandy à la dose de 8 à 16 gr. toutes les heures.

Il survient alors un peu de toux avec expuition purulente ; le lendemain on constate des râles humides et sibilants disséminés.

Pas de changement dans l'état du cœur. Les genoux deviennent un peu douloureux.

Le 12 (seizième jour de la maladie, septième de l'entrée). Le pouls remonte à 120. Quinine à la dose de 25 cent. toutes les quatre heures. A 8 heures 50 de l'après-midi, la température est remontée à 39°. On applique la vessie avec la glace sur l'épine dorsale, on l'enlève trois heures après, la température étant descendue à 38,5. Ces applications sont renouvelées trois fois de suite dans les mêmes conditions, c'est-à-dire pendant une période de dix-huit heures.

Les râles humides se sont multipliés, mais surtout les râles sibilants ; pouls de 100 à 104 ; respiration de 26 à 30. On continue le sulfate de quinine aux mêmes doses.

Pendant chaque jour (13 et 14), la malade a pris 250 gr. de brandy, 100 gr. de bouillon, 4 pintes de lait et 7 œufs.

Le 14. La température varie entre 38 et 39 ; nouvelles applications de la vessie de glace, tantôt avec, tantôt sans abaissement de la température.

Le 15. Grande amélioration dans les forces de la malade. Elle peut se tourner dans son lit sans assistance ; pouls à 90. La matité de la base à droite a cessé, les râles persistent ; le frottement cardiaque continue, évacuations normales. Elle a pris en vingt-quatre heures 250 gr. de brandy, 180 gr. de bouillon et 7 œufs.

Le 16. L'amélioration se poursuit ; on continue l'amélioration en réduisant la quantité de brandy à 200 gr.; pouls petit, sans dicrotisme, à 96. On ne donne plus que 0,05 de quinine toutes les trois heures, ou 0,40 dans les vingt-quatre heures.

Le 17. Température de 37,5 à 37,8.

Le 18. La malade est assise sur son lit et mange une sole bouillie pour son dîner.

Le 22. Les râles ont disparu ; le cœur est normal, sauf un léger frottement à la base. La pointe a repris sa place normale.

10 juillet. La malade quitte l'hôpital, complètement guérie.

OBSERVATION III.

Allen Caley, 36 ans, entré à l'hôpital d'*University College*, le 6 juin 1871, cocher. Pas d'habitudes alcooliques, pas de syphilis, pas de diathèse héréditaire.

L'attaque de rhumatisme est la première qu'il ait éprouvée ; elle a débuté le 26 mai, par suite d'un refroidissement. Les douleurs étaient d'abord assez peu intenses pour [que le malade pût se faire traiter à la consultation externe. Il entre le 6 juin, deuxième jour de la maladie.

A son entrée, on constate un bruit de frottement péricardique et on prescrit le traitement par le perchlorure de fer. Le lendemain, il survient de la toux avec affaiblissement de la respiration et matité des deux tiers inférieurs du côté droit; le surlendemain, râles sous-crépitants fins aux deux bases; prostration, douleurs et gonflement du genou droit.

La température a varié jusque-là de 39 à 40.

Le 12 juin au matin (dix-septième jour), température du matin 38,7; pouls, 104; resp., 36. A 8 heures de l'après-midi, délire; à 9 heures, température 40,8 ; à 10 heures augmentation insignifiante : on administre 1 gr. 50 de sulfate de quinine.

Le 13, à une heure et demie du matin, 41,6, soit 3 degrés en plus dans l'espace de vingt-quatre heures. Le délire continue, mais on peut l'interrompre et obtenir des réponses aux questions. Pas de douleurs appréciables; la face est bouffie, colorée, mais non cyanosée, les yeux injectés. La respiration varie de 44 à 46; langue sèche et brune.

La température étant à 41,6, le malade est mis dans un bain à 31°, refroidi graduellement, dans l'espace de 25 minutes, à 30°.

La température, une demi-heure après le bain, est tombée à 36,6 ; le pouls à 89, la respiration à 20. Le malade est redevenu raisonnable, on applique des bouteilles d'eau chaude et on donne 3 onces de brandy, néanmoins, un quart d'heure plus tard, la température dans la bouche est descendue de 5 dixièmes ; elle remonte au bout de deux heures, à 38,5 ; la glace est appliquée sur la colonne vertébrale.

Le 13 (dix-huitième jour de la maladie), à 11 heures 40 minutes du matin, la température est de 39°; le malade, quoique très prostré, paraît dans dans un état satisfaisant.

Le 14. La glace est maintenue appliquée sur le rachis; de sept heures du soir, à neuf heures du matin, la température ne s'abaisse pas au-dessous de 38,5; bruit de frottement à la base très intense, plus profond et double à la pointe; on ne peut pas examiner exactement si ce bruit est intra ou extra-cardiaque, le rhythme est très irrégulier. Toux fréquente, crachats rouillés, matité à la base du poumon avec frottement pleurétique ; depuis la veille au soir, il a été donné 1 gr. 50 de quinine avec du brandy, du bouillon et du lait ; pendant le reste de la journée, peu de variations.

Le 15, malgré l'application prolongée de la glace, la température remonte à 39,5 ; le pouls est dicrote, entre 90 et 100. Pendant la nuit, on administre un bain à 35,5, en abaissant la chaleur jusqu'à 25,5 ; une demi-heure après, la température est à 37°, elle remonte rapidement, et le 16, à 10 heures du matin, elle est de 40,1 dixième. Dans les dernières vingt-quatre heures le malade a pris 28 onces de brandy, 3 pintes de bouillon, 4 pintes de lait, 7 œufs et 3 bouteilles de limonade. La langue est plus nette.

La température ayant toujours de la tendance à s'élever, on a recours à l'enveloppement dans un linge mouillé, à environ 25 degrés, sans succès appréciable ; on continue à administrer la quinine et la température, ayant de nouveau dépassé 40, on renouvelle le bain dans les mêmes conditions que précédemment, mais à plus longue durée (trois heures dix minutes). La matité cardiaque augmente, le malade est trop faible pour qu'on examine la poitrine en arrière. Nouveau bain qui abaisse d'abord la température à 36,7 dans l'aiselle, pendant deux heures.

Le 17. La respiration s'améliore. On continue le traitement par le brandy, les boissons alimentaires et la quinine. A 10 heures du matin, bain de 32 à 24, enveloppement ; la température se maintient entre 38 et 38,5, la dépression est extrême, il survient du râle trachéal, pas de délire.

Le 18. La langue est moins sale ; selle naturelle, respiration plus libre, pouls 108 ; à 8 heures du soir, la température est de 38 ; on donne de 6 à 12 centigrammes de quinine toutes les heures.

Le 19 (vingt-quatrième jour de la maladie). La matité cardiaque diminue, soubresauts des tendons, œdème des mains, pas d'agitation, sueurs profuses.

A 11 heures du matin, température 38,5. Comme elle remonte vers une heure à 39°, enveloppement de trois heures de durée, bain de trente minutes, abaissé à 30 degrés, frisson, dyspnée. Oscillation de la température entre 39 et 40, pouls 112, respiration 28.

Développement à 9 heures, en changeant le linge toutes les demi-heures. La température baisse avec quelques variations à 37,8.

Le 20. La prostration est toujours la même ; 29 onces de brandy ont été données dans les vingt-quatre heures ; la température, bien qu'on ait supprimé l'enveloppement, se maintient entre 38 et 39.

Le 21. Sensation de douleur dans le genou droit, affaiblissement et malaise, œdème persistant de la face et des mains, toux fatigante avec expectoration purulente ; la matité de la poitrine n'existe plus que tout à fait à la base.

Les jours suivants, douleurs des deux genoux et de la main droite.

8 juillet. La température est revenue à 37°, avec quelques exacerbations passagères.

Le 16. Le malade se lève.

Le 24, il est complètement guéri.

Observation IV.

Rhumatisme cérébral traité par les bains froids. Guérison (1).

M..., âgé de 32 ans, est un homme d'une vigueur peu commune, d'une constitution athlétique. Malgré sa profession de marchand de vins, les renseignements recueillis avec soin sur son compte s'accordent à le donner comme un homme sobre, nullement adonné aux habitudes alcooliques. Il est exempt de syphilis ; point de maladies antérieures, ni d'antécédents héréditaires. Rien à signaler du côté du cœur. Ajoutons pour n'avoir plus à y revenir, qu'aucune complication cardiaque ne s'est montrée pendant le cours de sa maladie.

Le 19 juillet 1874, à la suite d'un refroidissement (il était descendu à la cave, ayant le corps en sueur, après s'être échauffé en aidant à décharger des barriques), il fut pris d'une douleur assez vive dans le genou droit et dans l'articulation tibio-tarsienne du même côté, sans rougeur ni gonflement. Pendant la nuit suivante,

(1) M. Raynaud. In Journal de thérap., 1874, n° 22.

grande agitation, pas de sommeil. La journée du lendemain se passa dans le même état.

Le 21, le coude et le poignet sont envahis à leur tour. Cette dernière articulation, quoique médiocrement douloureuse, est le siège d'un léger gonflement. Pouls à 120, température 38,4. A partir de ce moment, la température et le pouls ont été recueillis avec régularité.

Le 22, la fluxion rhumatismale atteint le poignet droit, le genou et la cheville gauches. Le corps est couvert de sueurs abondantes. J'insiste en passant sur ce symptôme auquel quelques auteurs, et Vigla en particulier, attribuent une certaine valeur comme pouvant, lorsqu'il acquiert une intensité très considérable, devenir un signe prémonitoire et mettre en garde contre la possibilité de l'invasion des accidents cérébraux. — Traitement : julep avec 20 gouttes de teinture de digitale, liniment opiacé-chloroformé. Potion calmante pour la nuit.

Le 23. A mesure que le rhumatisme s'est généralisé, les douleurs paraissent avoir diminué de violence. Cependant le pouls est très tendu, vibrant, la chaleur fébrile continue à s'élever. Les yeux sont brillants, le facies exprime une certaine agitation. Pas de céphalalgie. — Sulfate de quinine, 0 gr. 75. Le soir, une pil. op., 0 gr. 05.

Le 24. Rémission notable dans les douleurs. Les poignets seuls sont gonflés. On peut les remuer sans provoquer de grandes souffrances ; mais le pouls reste à 120, et la température atteint pour la première fois 40°. — Traitement *ut supra*.

Le 25. Les articulations de la main gauche restent seules douloureuses. Toutes les autres sont sont à peu près débarassées. — *Id.*

Du 26 au 28. Etat à peu près stationnaire. Le malade prend avec plaisir des bouillons et des potages. Le sulfate de quinine est supprimé.

Le 29. Les douleurs disparaissent absolument, mais la fièvre persiste. Le malade est très agité, et commence à se plaindre du mal de tête.

Le 30. L'agitation a continué. La température, qui avait baissé, monte brusquement de 39° à 40°. Nouvelle dose de 0 gr. 75 de sulfate de quinine (la dernière).

Après une journée relativement calme, tout à coup, vers 10 heures du soir, éclatent des accidents formidables. Les yeux deviennent brillants, la face s'injecte. Loquacité, parole saccadée, délire incohérent.

Le 31. Le même état persiste toute la journée. La parole n'est plus entrecoupée comme la veille, mais le délire est tout aussi violent; l'agitation est incessante. — Vers 11 heures du soir, application de dix sangsues aux chevilles; vésicatoire à la nuque; lavement antispasmodique.

1er août. Toute la nuit s'est passée dans un délire d'une violence extrême. Tout à coup, à 5 heures du matin, le délire cesse pour faire place à un coma profond. Insensibilité complète, pupilles immobiles, yeux à demi fermés, selles involontaires.

A 6 heures du matin, M. Pillot ordonne deux vésicatoires aux cuisses, et une potion avec 10 grammes de bromure de potassium.

C'est ce même jour (1er août), à 9 heures du matin, que je vis pour la première fois le malade en consultation. Je ne saurais mieux exprimer l'état dans lequel je le trouvai, qu'en disant que c'était le commencement de l'agonie. Le coma était absolu; les membres, en résolution complète, retombaient, quand on les soulevait, comme des masses inertes; la peau était couverte d'une sueur visqueuse, les yeux presque fermés, les pupilles étroites et immobiles, les conjonctives complétement insensibles. Les excitations les plus énergiques, portées sur toute la surface des téguments, ne parvenaient pas à arracher au malade le moindre signe de sentiment, ni le moindre mouvement réflexe. Le moribond était baigné dans ses déjections.

Le pouls, toujours à 120; présentait une certaine consistance. Le thermomètre, placé sous l'aisselle, marquait 40,5. Je le répète, c'était le tableau de l'agonie.

En présence d'un état qui nous parut désespéré, et qui semblait précéder la mort de quelques heures tout au plus, je me crus en droit de conseiller les moyens extrêmes. L'aspect vultueux, le facies congestionné, et la vigueur remarquable de cet individu aux formes herculéennes, indiquaient de recourir à une déplétion sanguine abondante. En même temps, le chiffre élevé de la température paraissait un motif suffisant pour recourir à la réfrigération artificielle au moyen des bains froids.

Nous commençâmes donc par pratiquer, séance tenante, une très large saignée du bras (1,200 grammes de sang environ). Le résultat en parut favorable, car, quelques instants après la saignée, on remarqua chez le patient quelques mouvements automatiques. Mais la température persistait à 40,5. Quant au pouls, il présentait un dicrotisme remarquable, comme il arrive après les déperditions sanguines considérables.

Nous convînmes de donner des bains froids, et de les répéter aussi souvent que l'exigerait l'état de la température. M. Pillot se chargea de surveiller lui-même l'administration des bains, et de noter heure par heure les modifications qui pourraient survenir.

Je reproduis les notes prises au lit du malade au fur et à mesure des évènements.

A 11 heures 20 minutes du matin, bain froid à 16° centigrades, d'une demi-heure de durée. Le malade paraît se trouver bien dans l'eau. Il en est retiré à 11 heures 50 minutes. La température est tombée à 37,8. La pâleur est extrême; le dicrotisme a disparu; le pouls est à 76. La connaissance semble renaître.

2 heures. Sommeil paisible.

3 heures 40 minutes. La température remonte à 38,7. Nouveau bain d'une demi-heure, pendant lequel l'abattement est considérable. Après le bain, température 36,4.

8 heures 30 minutes du soir. La température remonte à 38. Nouveau bain, après lequel elle redescend à 37,1. Lavement purgatif avec sulfate de soude et séné.

11 heures du soir. L'amélioration s'accentue. Signes évidents de retour à la connaissance. La nuit se passe dans un sommeil calme.

Le 2. Le même traitement est continué.

	Avant le bain.	Après le bain.
6 heures 15 minutes du matin. Bain froid,	T. 39°	T. 37°
10 — 45 — — —	T. 38,1	T. 36,4
9 — — — du soir. —	T. 38,4	T. 37,4

Nota. — Pendant le deuxième bain de cette seconde journée, un thermomètre a été placé sous l'aisselle, afin de suivre l'abaissement progressif de la température.

Il marque, au moment de l'immersion, à 10 h. 45 T. 38,1
— — — à 11 h. T. 37,6
— — — à 11 h. 10 T. 37,»
— — — à 11 h. 20 T. 37,1
— — — à 11 h. 35 T. 36,4

L'amélioration obtenue devient évidente durant cette seconde journée de traitement par les bains froids. La connaissance revient de plus en plus complète. Le soir, le malade reconnaît ses amis. Il se plaint de la bande de la saignée, qui le serre trop. Il demande à boire, et prend volontiers les bouillons qu'on lui offre ; il a dormi paisiblement pendant l'intervalle de ses bains.

Le 3. Le progrès est encore plus marqué. Le malade ne ressent aucune douleur ; il se trouve bien et commence à s'inquiéter de ce qui lui est arrivé. Dès le matin, il réclame de lui-même un bain. Il lui en est donné deux dans le courant de cette troisième journée.

7 h. 20 du matin. Avant le bain T. 38,4. Après le bain 36,4.

6 h. 10 du soir   —   T. 38°   —   36,3.

Unique incident à noter. Vers trois heures de l'après-midi, survient une expectoration abondante de crachats muqueux, très aérés. Cette expectoration, qui n'est accompagnée d'ailleurs d'aucun phénomène stéthoscopique appréciable, cesse d'elle-même à cinq heures. Le soir, grand faiblesse. Le malade se plaint d'avoir la tête vide, et demande à manger. — Bouillon, vin de Malaga.

Le 4. L'intelligence est parfaite. Le malade n'accuse plus qu'un sentiment général de courbature. Il a faim.

Un dernier bain lui est donné à six heures du matin.

Avant le bain T. 37,9. Après le bain T. 36,9.

A partir de ce moment, la température ne dépasse plus 37,3, même le soir. La convalescence se déclare franchement. L'appétit est excellent. — Viandes blanches, toniques.

Le 8. Le convalescent est en état de passer deux heures sur un fauteuil. Il ne se recouche qu'avec répugnance.

Le 9. Quelques douleurs très vagues réapparaissent dans toutes les articulations. Elles cessent la nuit suivante. Le thermomètre n'accuse cette légère recrudescence par aucune élévation de la température.

Pendant un mois encore, M... accuse une grande faiblesse ; il a une faim insatiable. Au bout de ce temps, sa guérison est complètement confirmée, et il retourne à ses affaires.

La courbe ci-jointe exprime mieux que toutes les descriptions l'amélioration progressive obtenue par l'usage soutenu des bains froids. A chaque bain correspond un abaissement *immédiat* de la

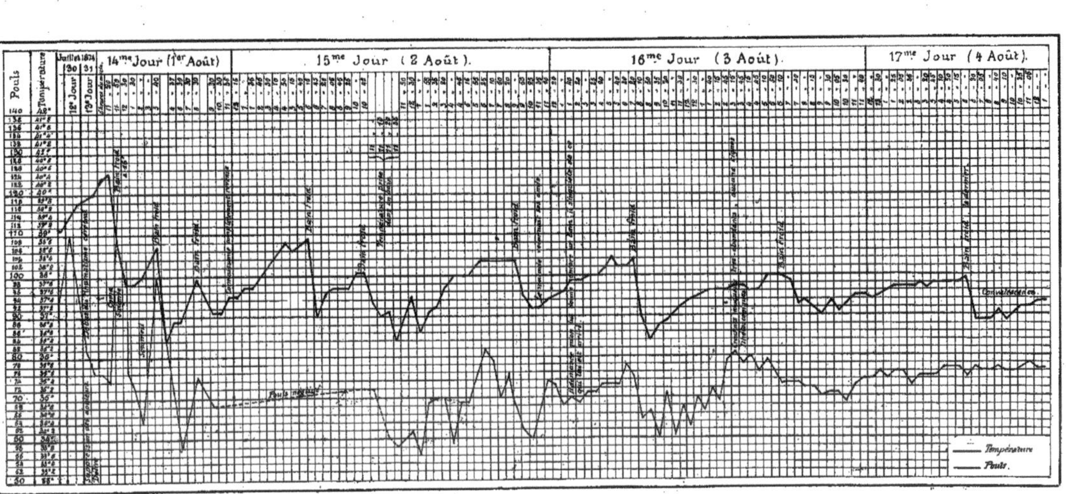

Pouls
Température
Juillet 1874
30 31
12e Jour
13e Jour
14me Jour (1er Août)
15me Jour (2 Août).
16me Jour (3 Août).
17me Jour (4 Août).
Convalescence
Température
Pouls

température, et à chaque abaissement de température correspond un amendement dans les symptômes. On arrive ainsi, par étapes successives, au rétablissement de la température normale et à la guérison.

Cette observation de M. Raynaud est un type de la forme méningitique de Trousseau, Ball et d'autres auteurs. Avant l'application du bain froid, diverses médications avaient été instituées, mais on ne peut leur attribuer le résultat heureux du traitement. C'est au moment du fastigium de la température que le malade a couru le plus grand danger et que la méthode réfrigérante a dû être apquée dans toute sa rigueur.

Indications du bain froid. — Pour M. Raynaud, l'indication primordiale, fondamentale de l'emploi de la méthode du bain froid, c'est l'*hyperthermie.* C'est sur elle, en effet, qu'est basée la méthode ; c'est pour la combattre que les médecins anglais l'ont établie. Ils la considèrent comme le signe du plus grand danger qui menace le malade atteint de rhumatisme cérébral. On ne peut accepter, suivant M. Woillez, cette manière de voir absolue ; cependant il faut la considérer comme l'heureux point de départ de la médication la plus utile qui ait été opposée au rhumatisme cérébral. L'hyperthermie, pour les auteurs anglais, est le criterium de l'application du bain froid. Celui-ci ne doit point être employé si la température reste inférieure à 40°. Il est certain que les rhumatismes cérébraux aigus s'accompagnent ordinairement de cet état d'hyperpyréxie. Mais celui-ci peut manquer cependant : on a cité des exemples incontestables, sur lesquels M. Raynaud lui-même a appelé l'attention. Or, ces malades succombent également, d'une façon moins brusque et moins rapide, il est vrai ; faut-il leur refuser le bénéfice de l'action énergique de la méthode réfrigérante ? Si oui, l'hyperthermie doit cesser de dominer absolument l'indication de cette méthode, et il faut chercher celles qui doivent sinon lui être substituées, au moins prendre place à côté d'elle.

Dans un récent article paru dans la Gazette médicale de Paris, M. Balzer tend à diminuer la prépondérance de l'hyperthermie et admet que l'indication tirée du *mode d'action des bains sur la circulation* et de la *nature des lésions* est non moins importante que l'indication tirée de l'hyperthermie. L' hyperthermie, dit-il, indique les bains froids et en règle l'emploi, mais il faudrait lui laisser seulement l'importance d'un symptôme, symptôme capital, il est vrai, et dont l'observation suivie renseigne mieux que tout autre le médecin sur l'intensité et la gravité de la localisation du rhumatisme sur le système nerveux.

Avant donc d'entrer dans de plus amples détails, étudions le mode d'action du bain froid et notamment son action sur la circulation.

Prenons comme exemple abstrait un malade atteint de la forme commune du rhumatisme cérébral, avec délire et hyperthermie très accusés ; les observations en sont communes et nous pourrons citer celles de M. Féréol ou de M. Blachez. Les bains froids appliqués méthodiquement dans cette forme font cesser tous les symptômes, aussi bien les *symptômes psychiques* : délire, agitation maniaque, mélancolie, stupeur, hypochondrie, que les *symptômes somatiques* : céphalalgie, convulsions, pharyngisme, trépidation des membres, etc... Je ne connais pas, dit M. Raynaud, de méthode thérapeutique qui rappelle un malade du bord de la tombe d'une façon aussi évidente. On peut citer, en effet, la belle observation qu'il a publiée, et aussi celle du mémoire de M. Féréol, à laquelle il fait allusion.

OBSERVATION V.

Rhumatisme cérébral traité par les bains froids (1).

Le 24 juillet 1876 on vint me chercher, à 10 heures du matin, pendant ma visite pour aller voir dans le service de M. Labbé, et en l'absence de M. d'Heill son remplaçant, une femme, âgée de 27 ans, atteinte de rhumatisme articulaire aigu depuis douze jours, et chez laquelle des accidents cérébraux graves s'étaient déclarés depuis quelques heures, après une diminution très marquée des fluxions articulaires.

Je me hâtai d'obéir à cet appel, qui était fait, du reste, dans les termes les plus pressants ; et, en effet, je trouvai une femme agonissante, d'une pâleur cadavérique, les lèvres violettes, les ongles bleues, dans une résolution complète, et absolument insensible à toute excitation ; la respiration était stertoreuse ; l'arbre aérien était plein d'une écume qui arrivait jusqu'aux lèvres ; le pouls radial était imperceptible ; les extrémités étaient froides, la température vaginale donnait près de 42° (41,8). En un mot, c'était une mourante dont les instants ne se chiffraient plus même par heures, mais par minutes.

Il n'y avait donc rien à perdre en risquant les bains froids. Déjà, en 1875 un cas analogue s'était présenté dans mon service chez un homme ; je n'avais pas osé faire la tentative, dans la crainte de voir le malade succomber dans la baignoire) mais, depuis, je m'étais repenti de mes scrupules. Cette fois, je ne balançai pas, et je fis préparer le bain sous mes yeux. Je n'avais qu'une crainte, c'était de voir arriver le dernier soupir pendant ces préparatifs ; et, pour gagner quelques instants, je fis placer le malade sur le côté, et incliner légèrement la tête, afin de favoriser l'issue de cette écume agonique qui remplissait les voies aériennes.

(1) Féréol. Mém. de la Société médicale des hôpitaux, 1877, p. 167.

A 10 heures 45 minutes, la malade, complètement inanimée, fut placée dans le bain. Il faisait très chaud : même avec de la glace, nous ne pûmes obtenir qu'un bain à 23 degrés ; elle y resta 35 minutes, pendant lesquels nous ne cessâmes de promener de la glace sur la poitrine, de flageller les bras, les mains, les jambes, pour y ramener la circulation. La malade restait absolument insensible à toutes ces manœuvres, et il fallait soutenir au-dessus de l'eau la tête, qui ballottait de droite et de gauche, et aurait été submergée sans cette précaution. Cependant la vie persistait, et même il nous sembla que la respiration était moins stertoreuse ; il n'y avait plus d'écume aux lèvres, la peau avait un peu rougi. Au bout de trente-cinq minutes, la malade fut replacée dans son lit ; la température vaginale avait baissé à 39,75.

Bientôt il parut évident qu'une nouvelle phase commençait. La malade eut quelques tremblements fébrillaires dans les muscles de la face ; puis il se produisit de la raideur tétanique des membres de l'opisthotonos ; une salive mousseuse reparut aux lèvres, et la malade se mit à pousser de petits gémissements très faibles encore.

Peu à peu, cette phase convulsive augmenta ; les membres, raidis, étaient agités de tremblements violents, ainsi que les muscles de la face, sans prédominance d'un côté ; les cris devenaient plus énergiques ; la vie revenait, mais avec elle se manifestaient des phénomènes d'excitation du bulbe spinal qui tenaient à la fois du tétanos, de la chorée et de l'épilepsie.

A 1 heure, un second bain, de douze minutes de durée, fut donné. Les convulsions, qui diminuèrent pendant le bain, reprirent avec plus de violence aussitôt que la malade fut replacée dans son lit. — On la remit immédiatement dans la baignoire, ce qui ne fut pas commode ; quatre hommes suffisaient à peine à la maintenir, non qu'elle eût assez de force et d'adresse pour en sortir ; son agitation paraissait d'ailleurs sans but ; la tête en opisthotonos, la face grimaçante, poussant des vociférations énergiques, elle avait tout le corps secoué par une véritable folie musculaire et serait infailliblement tombée au fond de l'eau si on l'avait abandonnée un seul instant. Nous la maintînmes ainsi pendant une heure. Au sortir de ce bain, à 2 heures 15, la face était cyanosée, la respiration haletante ; la température vaginale était tombée à 36,9.

A partir de ce moment, on put espérer que le danger de mort immédiate était écarté; la lutte s'établissait, et non sans avantages ; on pouvait espérer la victoire.

La nuit se passa dans une agitation convulsive, avec quelques moments de répit, où la malade sembla s'assoupir et même dormir quelque peu. On donna encore 4 bains (2 de trente minutes, 1 de vingt et le dernier de seize); puis on les supprima, ce qui porte à 7 le nombre de bains donnés en dix-huit heures.

A la visite du matin, je trouvai une amélioration réelle. La malade parlait, répondait juste, et sans délire ; on avait ajouté au traitement 6 grammes de bromure de potassium.

Dans la journée du 25 juillet, les douleurs rhumatismales reparurent aux articulations des deux poignets et du genou droit, avec un peu de fièvre (T. 38,1). Cette fluxion articulaire fut à peine ébauchée; le lendemain il n'y avait plus qu'un peu de douleurs au poignet gauche et, le surlendemain, toute douleur avait disparu.

Cependant l'amélioration se maintenait. Il était évident que la malade allait guérir. La convalescence fut longue et l'agitation choréiforme persista ; toutes les fois que la malade voulait remuer un membre, le mouvement se faisait par saccades ; la parole était lente, saccadée, comme dans certaines scléroses en plaques. L'intelligence était nette, mais avec une nuance marquée d'enfantillage.

Le 30. Il y eut un retour très accentué de douleurs rhumatismales qui se généralisèrent les jours suivants ; cette fluxion articulaire dura une huitaine de jours. Pendant cette crise, les mouvements choréiformes augmentèrent encore, et ils persistèrent jusqu'à la sortie de la malade qui eut lieu le 2 septembre. A ce moment la marche était impossible; il y avait une incoordination motrice très accusée, et tous les mouvements étaient irréguliers, exagérés, choréiques. Cet état a persisté fort longtemps et persiste peut-être encore aujourd'hui. L'interne du service, M. Avezou, a été visiter la malade chez elle en novembre dernier, et il l'a trouvée à peu près dans le même état; elle marchait cependant en se tenant à une corde tendue au travers de sa chambre; mais les mouvements des bras et des jambes étaient toujours très irréguliers, la parole toujours saccadée, un peu hésitante et bredouillée. Il est bon de dire que ces muscles au repos ne sont pas agités de secousses involontaires; c'est seulement dans les mouvements actifs que l'agitation choréiforme apparaît.

La santé générale est excellente. Le cœur garde les traces d'une endocardite dont on avait constaté les signes au moment de l'entrée à l'hôpital.

M. Féréol, parlant de ce succès obtenu si rapidement, s'exprime ainsi : « Je n'ai jamais vu de malade si près de la mort y échapper..... Pour les élèves qui m'assistaient, ç'a été une quasi-résurrection. »

La guérison cependant ne fut pas encore absolument complète : la chorée persista, faisant craindre des *lésions chroniques* de l'axe cérébro-spinal.

L'amélioration, suivant M. Raynaud, se produit *dans un certain ordre*, en traversant régulièrement certaines phases. Les symptômes somatiques cèdent d'abord ; la respiration du malade, qui se trouvait en état d'asphyxie, commençante, devient plus égale et plus profonde ; les phénomènes de cyanose et d'asphyxie disparaissent. La trépidation musculaire diminue, puis disparaît à son tour. Enfin, le délire reste la dernière manifestation du rhumatisme cérébral et disparaît après les autres symptômes.

L'action favorable des bains froids se fait d'abord sentir sur le bulbe, sur les noyaux d'origine du pneumogastrique, du spinal, de l'hypoglosse, de tous les nerfs qui, situés ę la base du crâne, président plus immédiatement que les autres à l'entretien de la vie organique.

Puis l'amélioration se manifeste du côté de la moelle épinière, puis enfin du côté des circonvolutions. Celles-ci sont les dernières à bénéficier du rafraîchissement de la masse sanguine ; mais il est évident cependant que le froid agit directement sur le délire, car on le voit cesser pendant

les bains et reprendre pendant les intervalles qui les sé-
parent.

Nous venons de voir comment agissent les bains froids
sur les symptômes de la maladie ; il reste à rechercher
quelle est leur action sur les fonctions de la vie organique,
à étudier leur action physiologique.

Le premier effet est l'abaissement de la température du
corps. Cet abaissement varie de 1 à 3 degrés, ou 3 degrés
et demi, quelquefois 4 (Raynaud). La température axillaire peut être ramenée au chiffre normal ou même abaissée. Il se produit donc évidemment sous l'influence du
bain froid un rafraîchissement très accusé de la masse sanguine. Mais, faut-il attribuer l'amélioration qui va se produire exclusivement au refroidissement du sang ? Les recherches expérimentales de Ackermann, Biegel, V. Schlikoff
montrent bien que le sang se refroidit dans les vaisseaux,
même dans les points éloignés du lieu de l'application du
froid. Le refroidissement du sang doit être d'une grande
importance dans le rhumatisme cérébral. Les altérations
de cette humeur sont peu connues, mais il est hors de doute
que les températures élevées qu'elle doit subir amènent
des modifications fâcheuses dans la composition normale
de ses éléments. M. Raynaud croit qu'il se produit une véritable dissolution du sang ; ce liquide devient poisseux,
prend une coloration spéciale, tache fortement les tissus et
notamment l'endocarde, qu'il imbibe profondément.

Il est évident d'ailleurs que les effets fâcheux de l'hyperthermie portent non seulement sur le sang, mais encore sur
les autres tissus, et notamment sur la substance cérébrale
elle-même.

L'indication fournie par l'hyperthermie est donc parfaitement justifiée, et l'on conçoit que l'étude de ce symptôme

ait inspiré le traitement par le bain froid, étant connus d'ailleurs les résultats obtenus par Brand dans la fièvre typhoïde. Nous savons jusqu'à quel point a été portée l'exagération, en ce qui concerne cette dernière maladie. L'hyperthermie semblait un moment tout dominer : la maladie elle-même, c'était le seul ennemi à combattre. Cet engouement est bien diminué, et l'on a vu que les méthodes ordinaires fournissaient des statistiques plus satisfaisantes, en somme, que la méthode de Brand.

Nous savons qu'il n'en est pas de même pour le rhumatisme cérébral ; et nous sommes persuadé qu'en outre, dans celui-ci, le bain froid ne s'adresse pas seulement au symptôme hyperthermie, mais qu'il combat les diverses manifestations de la maladie d'une manière non moins énergique. Il agit non seulement en amenant l'hypothermie, mais en déplaçant les mouvements fluxionnaires, en déterminant une révulsion générale consécutive au froid. Cette notion nous servira pour résoudre la question importante de savoir si le bain froid doit être employé même dans les cas non hyperthermiques.

Action du bain froid sur la circulation. — Ainsi que M. Raynaud l'a bien démontré, sous l'influence du bain froid, le chiffre des pulsations s'abaisse, dans des proportions correspondantes à la chute du tracé thermométrique. Le pouls peut baisser à chaque bain, de 30 à 35 pulsations. M. Raynaud l'a vu une fois descendre dès le premier bain de 160 à 68 pulsations. « Il n'y a pas, dit-il, de médicament au monde qui produise des résultats semblables ni surtout si rapides. La digitale elle-même en est bien loin. »

Ces effets ne sont pas particuliers au rhumatisme cérébral. Tous les auteurs sont, en effet, d'accord pour ad•.

mettre que l'effet immédiat d'un bain froid sur le cœur est de ralentir les contractions de cet organe. Prence Jones et Dickinson, Scharlau, Cl. Bernard ont reconnu et démontré le ralentissement du cœur et du pouls sous l'influence du bain froid.

M. Raynaud a observé pendant le bain administré aux rhumatisants, qu'au bout de cinq, dix minutes déjà, le ralentissement du pouls se fait sentir. En même temps, l'artère devient plus dure, plus serrée, elle se contracte. Il y a une augmentation notable de la tension artérielle. Ce fait est en contradiction avec les résultats obtenus par d'autres auteurs, placés dans d'autres conditions d'observation, il est vrai. Horvath a constaté que lorsqu'on plonge des animaux à sang chaud dans de l'eau froide, la pression intra-artérielle s'abaisse. La contraction des vaisseaux de la périphérie, déterminée par le froid, coïncide avec le relâchement des vaisseaux dans les organes profonds. Cette dilatation des vaisseaux dans les organes internes sous l'influence du bain froid a été constatée directement par Schüller, sur les vaisseaux de la pie-mère.

Mais il s'agit ici, nous le répétons, d'expériences faites dans des conditions tout autres. Dans le rhumatisme cérébral, au moment de l'administration du bain froid, les vaisseaux et surtout ceux des centres nerveux sont le siège d'une congestion des plus intenses, le désordre circulatoire est porté à son comble, le bain froid agit pour faire cesser ce désordre, en ramenant à leur chiffre normal le pouls et la température. Le refroidissement joue, croyons-nous, dans ces circonstances, le principal rôle ; le sang étant ramené à sa température naturelle, les fonctions des centres nerveux ne tardent pas à bénéficier de cette amélioration qui se traduit pour l'observateur par la régularisation des battements du cœur et des mouvements respiratoires. Consécutivement au bain froid, la réaction ne tarde pas à se produire plus ou moins intense, et le déplacement de la masse sanguine qui se porte vers la surface cutanée contribue à maintenir les bons effets déjà obtenus par la réfrigération.

Action du bain froid sur la respiration. — Le nombre des mouvements respiratoires s'abaisse en même temps que le chiffre de la température et le nombre de pulsations. Les mouvements désordonnés et tumultueux deviennent plus rares, plus réguliers, plus profonds. Ce sont là des effets connus et qui se vérifient également à l'état normal. D'après M. Beni-Barde, lorsqu'on reste immobile dans un bain froid, les mouvements respiratoires sont ralentis et deviennent en même temps plus amples et plus profonds.

Chez le rhumatisant, on voit rapidement cesser les phénomènes d'asphyxie qui ménaçaient sérieusement la vie du malade.

Indication tirée de la nature des lésions. — C'est sur la notion importante de ces effets du bain froid sur la respiration et la circulation que M. Balzer s'est appuyé pour montrer l'action directe que peuvent avoir les bains froids sur les lésions. Les modifications importantes qui se produisent dans la circulation générale doivent évidemment se produire aussi dans les centres nerveux. Les vaisseaux dilatés et paralysés recouvrent leur tonicité, le sang circule plus lentement et l'excitation exagérée des centres nerveux est diminuée.

En même temps que la fluxion sanguine, l'exsudation séreuse est suspendue. La cessation du désordre circulatoire agit puissamment sur les lésions et en provoque la résolution. En effet, comme nous l'avons vu, il ne s'agit point d'altérations profondes : ce sont des exsudations périvasculaires analogues à celles des érythèmes cutanés et qui se résorbent avec autant de facilité qu'elles se produisent. Mais les effets si rapidement obtenus par le bain froid ne sont pas tout d'abord définitifs ; on est obligé d'y revenir plusieurs fois dans la majorité des cas ; les lésions non encore résolues sont une cause d'appel pour de nouvelles fluxions qui ne tardent pas à se produire quelque temps après le bain.

On conçoit d'après cela le grand intérêt qu'il y a à connaître les lésions des centres nerveux dans toutes les variétés de rhumatismes avec ou sans hyperthermie. Cette enquête n'a pas encore été suffisamment faite.

Cependant nous ne croyons pas qu'on puisse considérer ce que nous venons de dire comme une simple vue de l'esprit. Les phénomènes que nous venons de décrire se passent également du côté des articulations, comme nous l'avons vu à propos de l'anatomie pathologique, et ils cèdent de la même manière à l'action des bains froids. On sait que plusieurs auteurs les ont essayés dans le traitement du rhumatisme articulaire aigu. M. Raynaud, notamment, possède plusieurs observations dans lesquelles il a vu les douleurs et tous les phénomènes de l'arthrite rhumatismale céder presque instantanément sous l'influence du bain froid. L'hyperthermie ne peut donc être considérée comme étant la base unique de l'indication du bain froid dans le rhumatisme cérébral. Cette base se trouve élargie singulièrement si l'on peut démontrer un jour que le bain froid s'adresse en réalité aux véritables éléments pathogéniques des accidents. Il y a des rhumatismes cérébraux mortels sans hyperthermie ; faut-il renoncer au bain froid pour cette seule raison ? Il faudrait répondre non, s'il était prouvé que ces formes diverses ne diffèrent que par l'existence ou l'absence de l'hyperthermie, qu'elles ont la même pathogénie et sont suivies des mêmes lésions.

Nous notons d'ailleurs dans les observations, que si l'hyperthermie est signalée au début de la maladie, indiquant ainsi impérieusement l'emploi du bain froid, il n'en est plus de même au bout d'un certain nombre de bains. La température au moment de l'immersion est de 39,5, 39° ou même 38,5 : on continue cependant les bains, parce qu'on en reconnaît encore la nécessité, parce que la malade a encore du délire ou du coma, parce qu'en un mot, le bain froid n'agit pas seulement sur un symptôme, mais sur une localisation de la maladie ; sur une fluxion rhumatismale. Les effets si rapidement obtenus par le bain froid ne sont pas définitifs, on est obligé d'y revenir plusieurs fois ; les lésions non encore résolues sont une cause d'appel pour de nouvelles fluxions qui ne tardent pas à se produire quelque temps après le bain. Les accidents recommencent après une période de bien-être qui peut durer plusieurs heures. La température remonte et l'on voit reparaître plus ou moins modifié le cortège des symptômes observé avant l'immersion.

Nous venons de passer en revue les indications théoriques, pour ainsi dire, du bain froid ; il nous reste encore à examiner certaines indications cliniques. Il faut d'abord résoudre cette question à laquelle nous avons fait plusieurs fois allusion : le bain froid doit-il être prescrit même dans les cas sans hyperthermie ?

Dans la première catégorie de cas que nous avons eue en vue jusqu'à présent, l'hésitation n'est guère permise. On se trouve en présence d'un malade présentant un délire effrayant ou plongé dans un état demi-comateux, dont la température s'élève à 41⁰ ou au delà, qui se cyanose et s'asphyxie de plus en plus : il y a là une indication d'urgence ; le malade va succomber ; les autres méthodes sont d'une action trop lente ou trop peu énergique : le bain froid est pour ainsi dire imposé de force.

Mais il y a une autre catégorie de cas de rhumatisme cérébral à forme aiguë, dans lesquels l'hyperthermie fait défaut, et qui ne s'accompagnent pas d'un appareil symptomatique aussi effrayant ; faut-il également les combattre par l'administration du bain froid? Ces faits ne sont pas absolument rares. M. Raynaud en a cité deux exemples dans sa communication à l'Académie de médecine : nous avons pu en voir nous-même un cas dans le service de M. Hardy; malheureusement nous n'en possédons pas l'observation. La température dans un des cas signalés par M. Raynaud ne s'élève pas au-dessus de 39°,5 ; dans l'autre cas observé par M. Sevestre, la température n'a jamais dépassé 38°,5. Enfin M. Dromain a rapporté à la Société clinique (1877) une observation où l'on voit le malade succomber aux accidents du rhumatisme cérébral avec une température du 36° degrés seulement. En somme, bien qu'il n'y ait pas d'hyperthermie, le pronostic, dans ces cas, est encore de la plus haute gravité. Faut-il les traiter, comme les autres, par le bain froid? Celui-ci, nous devons le dire d'abord, n'est pas un moyen unique; d'autres médications ont donné aussi des succès. On s'est surtout adressé aux révulsifs, on a voulu combattre la métastase et on a essayé de rappeler la fluxion rhumatismale sur les jointures qu'elle avait abandonnées. Les enveloppements chauds, les sinapismes, les vésicatoires ont été employés dans ce but. Certains malades ont été guéris par ces moyens, ce qui ne veut pas dire qu'ils n'eussent pas guéri sans eux. Ces moyens, basés sur la théorie de la métastase, sont évidemment insuffisants. Disons-le d'abord : la métastase en pareil cas n'est pas encore démontrée, certains auteurs la repoussent expressément. Nous avons cité au commencement de ce travail, l'autopsie d'une femme morte de rhumatisme cérébral dans le service de M. Raynaud, et dont les articulations étaient encore le siège d'arthrites des plus intenses. On peut donc se demander si ces révulsions locales ne pourraient pas parfois aller directement contre leur but et faire cesser précisément la fluxion rhumatismale que l'on prétend rappeler.

Le même reproche ne peut être adressé à la révulsion générale, employée récemment par M. Constantin Paul sous la forme d'enveloppement dans le suint ; elle a donné un succès. Peut être pourrait-on recourir aux bains tièdes qui ont donné à Türck un beau succès dans un cas de rhumatisme avec délire, coma, fièvre intense. Turck employait des bains à 32° qu'il refroidissait jusqu'à 28°, ou encore aux enveloppements dans le drap mouillé, qui ont été déjà employés plusieurs fois. M. Woillez dit qu'on ne doit y avoir recours que si le bain fait défaut. Quant aux lotions froides, elles sont insuffisantes.

Enfin, ajoutons que nous ne voyons pas dans ces cas sans hyperthermie, de contre-indication réelle à l'emploi du bain froid. Celui-ci, comme nous l'avons dit, n'est pas exclusivement indiqué par l'hyperthermie, il faut encore tenir compte de la nature de la maladie et des notions que nous possédons sur l'action spéciale des bains froids sur le système nerveux. Nous dirons avec M. Raynaud que lorsqu'il s'agit d'un cas désespéré, avec une température fébrile, quoique non exagérée, on peut, on doit tenter l'emploi de ce moyen héroïque, plutôt que de laisser succomber le malade sans agir. On devra seulement apporter dans l'emploi de la méthode les adoucissements recommandés par M. Lasègue.

Nous venons de dire que le bain froid exerce une action spéciale sur le système nerveux central. Il a, en effet, été employé plusieurs fois avec succès dans diverses variétés de délire non rhumatismal. Nul doute qu'il ne puisse donner d'excellents résultats dans les affections fébriles du système nerveux. Nous avons appris que récemment il a été employé dans le service de M. Lannelongue, dans un cas de tétanos, et qu'il a fait cesser rapidement les contractions tétaniques. Mais nous manquons de détails sur ce fait que nous ne pouvons que signaler.

Ajoutons qu'il existe parfois dans le rhumatisme des délires indépendants de toute localisation encéphalopathique et qu'il faut savoir reconnaître. Il y a une cause d'erreur des plus graves et dont il faut se méfier. Certains malades, les jeunes sujets surtout, comme on le sait, délirent avec une grande facilité ; chez d'autres, le délire, qui pourrait être attribué à des accidents encéphalopathiques, se produit sous l'influence de l'alcoolisme. Il faut rechercher aussi avec soin si les malades ne délirent pas sous l'influence de diverses intoxications, paludéenne, saturnine; l'examen des urines doit être fait dans tous les cas. L'observation suivante citée par M. Raynaud dans sa communication et que nous rapportons in extenso est un exemple remarquable de délire survenu chez un rhumatisant, avec une température dépassant à peine la normale.

OBSERVATION VI.

-Délire rhumatismal.

Le nommé D..., âgé de 41 ans, brossier, entre à l'hôpital de la Charité le 6 mai 1879, salle Saint-Landry, n° 1 bis, service de M. Raynaud.

Cet homme amené sur un brancard à la consultation se plaint de douleurs dans les articulations. Il est atteint d'un rhumatisme subaigu.

7 mai. Les genoux, les coudes, les poignets et les épaules sont affectés. Cependant les douleurs sont peu intenses et la fièvre est très modérée.

Il n'existe aucune complication du côté du cœur.

Interrogé sur son passé, le malade répond que cette dernière attaque n'est que la suite d'une série déjà bien remplie. La première attaque a eu lieu à l'âge de 5 ans; la deuxième à 10 ans; la troisième 5 ans après également c'est-à-dire à 15 ans; la quatrième au bout de neuf ans, à 24 ans; puis, encore un intervalle de dix ans; la cinquième est survenue à 34 ans. Celle d'aujourd'hui n'est donc séparée de la dernière que par un intervalle de six ans.

Le malade s'est alité à toutes les attaques, mais la plus forte a eu lieu en 1862, alors qu'il avait 24 ans et servait sous les drapeaux. Il est resté huit mois au Val-de-Grâce et, comme la convalescence n'avançait que fort lentement, il fut envoyé aux eaux d'Amélie-les-Bains, d'où il revint guéri au bout de six semaines.

Outre ses attaques de rhumatisme le malade révèle qu'à l'âge de 18 mois il avait déjà eu deux fluxions de poitrine. La mère, qui vit encore, le lui a rapporté. Depuis, il en a eu deux autres, l'une à 14 ans et l'autre à 30 ans. De tout cela il lui reste, prétend-il, une sorte de bronchite chronique. Cependant il ne tousse pas, il ne crache pas; seulement, en hiver il est sujet à s'enrhumer. D'ailleurs aucun soupçon de tuberculose.

Aucun antécédent de famille à moins que l'on ne prenne pour tel ce que le malade a révélé plus tard au sujet de son père.

Prescription : salicylate de soude, 4 grammes. Le lendemain, le malade est dans un état fort satisfaisant : il peut remuer ses membres, quoique avec difficulté. Il se plaint seulement d'avoir mal à la tête et attribue cet état à la potion de la veille. Il refuse même de continuer à la prendre.

Le 10. A la visite du matin, le malade est dans le délire; il a passé une partie de la nuit debout et sans vouloir se coucher. Il est très calme cependant; il prie, les mains croisées, devant les images qui sont dans la salle; il lève les yeux au plafond comme s'il y voyait des êtres imaginaires. Il semble complètement hors du monde réel, indifférent à tout ce qui se passe autour de lui, et cependant si on l'interroge, il comprend et répond avec le bon sens d'un homme qui a toute sa raison. C'est alors qu'il raconte que son père est mort à l'hospice de Bicêtre, où il est resté enfermé six ans comme aliéné.

L'état du malade reste à peu près stationnaire pendant quelques jours. Il n'y a pas de fièvre. Temp. 37,2.

Le malade, comme hébété, semble pris d'une idée fixe; il sort à différentes reprises de la salle et veut monter à l'étage supérieur. Par crainte d'accident on ne peut le faire tenir dans son lit qu'en l'attachant.

Durant toute cette période, les douleurs articulaires ont complètement disparu.

De plus, le malade est pris à ce moment d'un tremblement qui a tous les caractères du tremblement alcoolique quoique aucun antécédent ne l'explique dans ce sens. La langue tremble quand il parle, ses doigts et ses bras eux-mêmes sont agités lorsqu'il les meut. La température s'élève à 38,9.

Le 16. Le calme semble s'établir, le tremblement diminue, la fièvre s'abaisse, le malade ne manifeste aucune intention de se lever. Les articulations sont de nouveau douloureuses.

L'état normal est bientôt revenu; le malade ne se souvient de rien autre chose que d'avoir vu des personnages à travers le plafond. Aucune autre idée ne lui reste des jours précédents. Il confirme les renseignements qu'il a donnés pendant ce temps.

6 juin. Les douleurs suivent leur cours, disparaissant à peu près complètement, puis revenant aux épaules; abandonnant celles-ci pour se fixer dans le cou, et s'éteignant enfin au bout de six semaines.

VI.

ADMINISTRATION DU BAIN FROID

A quel moment précis doit être donné le bain froid ? M. Raynaud a répondu à cette question si importante dans des termes que nous ne pouvons que reproduire ici : « Il serait absurde, dit-il, de fonder une médication sur la seule considération de la température. Cela serait aussi déraisonnable que de prendre pour base un seul symptôme, quel qu'il soit... Les phénomènes cérébro-spinaux graves marchent souvent de pair avec les températures élevées : voilà le fait expérimental, tel que nous le livre la clinique... Ce sont deux indications parallèles que la prudence commande de ne pas séparer. » M. Raynaud ajoute que l'hyperthermie varie avec les individus. Tel malade divague pour le moindre accès fébrile ; chez tel autre, le délire n'éclate qu'à la longue et n'atteint qu'un faible degré d'intensité. De plus, une température élevée pour certaines maladies ne l'est pas pour d'autres. Les chiffres de 40, 41 degrés ne présentent pas, dans la fièvre typhoïde, la même gravité que dans le rhumatisme cérébral. Le type fébrile du rhumatisme est, parmi les maladies aiguës, l'un des moins élevés. Le chiffre de 40_0 s'observe rarement, et se trouve presque toujours justifié par quelque circonstance particulière (poussée articulaire, fatigue du transport, etc.). En tous cas, M. Raynaud croit qu'il faut considérer 39,05 comme une température *élevée dans le rhumatisme* et, lorsque ce chiffre, est dépassé, une surveillance plus attentive doit être exercée, en ce qui concerne les phénomènes nerveux.

Le *mode d'application* de la méthode réfrigérante a été diversement modifié par les auteurs. Il n'y a pas à établir, en effet, de règles définitives en pareille matière. Les bains prescrits par Wilson-Fox étaient à la température de 30 à 35 degrés. On y arrosait les malades d'eau froide et l'on employait des sachets glacés sur la colonne vertébrale, de manière à abaisser la température jusqu'au chiffre normal, et même au-dessous. On soutenait en même temps les forces du malade par les alcooliques à haute dose et une alimentation aussi abondante que possible. Sur trois cas, Wilson obtint 2 succès.

M. Woillez a donné à peu près la formule suivante : dans le cas de rhumatisme cérébral, on donne le bain à une température de 20 degrés centigrades ; le malade devra y séjourner jusqu'à ce qu'il se manifeste un frisson un peu intense ; ce bain sera renouvelé toutes les trois heures, jusqu'à cessation du délire.

On peut se proposer aussi comme règle de maintenir la température à un certain niveau, comme l'a fait M. Blachez dans sa belle observation. Les bains étaient renouvelés toutes les fois que le thermomètre dans l'aisselle dépassait 38°,5. A ce point de vue, dit l'auteur, on est maître de la situation, en ce sens que l'abaissement de la température est obtenu d'une manière constante par une immersion plus ou moins prolongée.

Quelle doit être la température des bains ? La température moyenne de 20 degrés paraît la plus généralement adoptée. On a donné cependant des bains à 16 degrés (Blachez, Raynaud). Mais cette température est difficilement supportée. Chez le malade de M. Blachez, le second bain amena une horripilation tellement violente, des contractures tétaniformes et une cyanouss des extrémités tellement menaçantes, que l'on fut obligé de retirer le malade du bain au bout de dix minutes. On peut encore suivre la pratique des auteurs anglais, recommandée aussi par M. Lasègue : ils recourent d'abord à des bains tièdes, qu'ils refroidissent progressivement en remplaçant l'eau chaude par de l'eau froide jusqu'à ce qu'ils aient atteint 20degrés. C'est une pratique qui peut convenir dans certains cas. On peut encore, à l'exemple de MM. Raynaud et Blachez, commencer par donner le bain à 23 degrés et le refroidir progressivement en ajoutant de l'eau plus froide. C'est au bout d'un quart d'heure environ que cette addition d'eau froide doit être faite, lorsqu'on suppose que le bain commence à se réchauffer. Pendant le bain, il est utile de faire des affusions d'eau froide sur la tête.

La *durée* du bain ne peut guère être précisée. Le frisson, dit M. Raynaud, est un criterium sujet à erreur. Quelques malades en ont à peine ; chez quelques autres, il se manifeste d'une façon précoce au bout de quelques moments ; chez d'autres, il se fait attendre plus d'une heure et demie. C'est l'observation de la température, en résumé, qui règle le mieux la durée du bain. On fait cesser celui-ci, lorsqu'on a obtenu un abaissement suffisant de la température. On continue le bain malgré le frisson, lorsque cet abaissement se fait attendre. Lorsque la température est tombée à 37 ou à 38°, le malade est remis dans son lit ; on l'essuie rapidement en le frictionnant légèrement, et on étend sur lui une couverture légère.

Ce sont là, d'ailleurs, des points qu'il est impossible de préciser dans l'état actuel de la science. Les faits sont encore trop peu nombreux pour qu'on puisse en déduire des règles fixes. Dans une observation de M. Raynaud, le malade était remis au bain dès que sa température atteignait le chiffre peu élevé de 38°, et cela, jusqu'à ce qu'elle restât fixée à 37°.

Mais tous les auteurs sont d'accord sur ce point capital, c'est que le bain froid doit toujours être administré en présence du médecin, surveillé par le médecin. Sa présence est une obligation à laquelle il ne peut se soustraire en aucun cas ; lui seul peut décider de la durée que doit avoir le bain froid, surveiller les accidents qui peuvent survenir et y remédier au besoin ; seul il peut juger si le bain doit être refroidi, si l'abaissement de température obtenu est suffisant, etc.

Il faut ajouter aussi, que ces accidents doivent avoir été prévus et annoncés à la famille. Celle-ci doit être prévenue que la mort peut survenir dans le bain ; elle doit savoir que le bain froid est proposé comme une ressource suprême, qu'il constitue la seule chance de guérison qui reste au malade. Il faut encore qu'elle sache aussi que tout retard peut avoir des conséquences funestes. Lorsque les accidents cérébraux sont caractérisés par un délire violent ou par un état comateux, il y a urgence pour l'action immédiate. Il est plus difficile, dit M. Woillez, de convaincre l'entourage du malade, si l'encéphalopathie s'annonce par un délire léger, facilement interrompu. Cependant, si ce délire coïncide avec l'hyperthermie, et l'atténuation ou l'abolition de la fluxion articulaire, il doit prévoir que tout retard de vingt-quatre heures dans l'emploi des bains froids peut entraîner la mort, ce qui oblige à agir sans retard.

A quel moment faut-il cesser l'administration des bains? — On ne peut adopter non plus sur ce point une règle de conduite uniforme. La cessation du délire n'est pas un cri-

térium absolu ; on serait exposé à le voir reparaître en ces
sant la réfrigération trop tôt. On peut, dans quelques cas,
remplacer le bain froid par le bain tiède. L'observation de
la température est encore un des meilleurs guides qu'on
puisse consulter. M. Raynaud a noté, en effet, chez certains individus une tendance spéciale à l'hyperthermie ;
chez ces malades, les températures élevées tendent à se
reproduire indéfiniment, malgré les immersions répétées. On se trouve bien, évidemment dans ce cas, de poursuivre la médication réfrigérante *à outrance* et de remettre
les malades dans le bain aussitôt que la température re-
commence à monter. En pratique, suivant M. Raynaud,
un des meilleurs indices pour le choix du moment oppor-
tun où il convient de suspendre les bains, c'est le retour
du sommeil. Un sommeil calme et réparateur est un signe
pronostique d'une valeur telle, qu'il permet de croire avec
une grande apparence de vérité, qu'il n'y a plus de danger
imminent et que l'on peut au moins temporiser.

Dans un bon nombre de cas, l'amélioration se manifeste
rapidement. Dès le second ou le troisième bain, les malades
reprennent connaissance ; l'influence favorable de la médication se fait sentir d'une manière tellement évidente
que le médecin se trouve naturellement soutenu et encou-
ragé à poursuivre une médication si efficace. Mais il ne
faut pas toujours compter sur cette amélioration rapide ;
parfois les symptômes graves du rhumatisme persistent
ou reparaissent dans les intervalles des bains froids, la
connaissance ne revient pas, le coma se maintient avec
contractures, soubresauts des tendons ; la température
remonte rapidement. C'est dans ces circonstances que le
médecin doit savoir prescrire et convaincre l'entourage du
malade de la nécessité de poursuivre le traitement. La belle

observation de M. Blachez nous offre un exemple remarquable de la ténacité qu'il faut savoir déployer en pareil cas.

OBSERVATION VII.

Rhumatisme cérébral. Accidents graves. Traitèment par les bains froids. Guérison (1).

Mme X..., 30 ans, a été atteinte, à l'âge de 9 ans, d'un rhumatisme aigu généralisé qui lui a laissé quelques vestiges d'endocardite valvulaire manifestée par un léger souffle systolique de la pointe et un peu de tendance à l'essoufflement. La santé de madame X... est habituellement excellente et n'est troublée que par quelques migraines. Elle vit dans les meilleures conditions, passant une partie de l'année à la campagne. Mariée à 19 ans, elle a eu 3 enfants dont l'état de santé est parfait. Elle est de petite taille, avec une tendance marquée à l'embonpoint.

Elle s'est exposée à des refroidissements vers la fin de décembre et le commencement de janvier. Dans la nuit du 1er janvier, elle a été obligée de faire une longue course à pied sur le verglas et est rentrée chez elle très fatiguée et mouillée.

Le jeudi 14 janvier, elle se plaint depuis quelques jours de malaise, courbature et céphalalgie, symptômes qu'elle attribue à sa migraine.

Le 15. Le malaise augmente ; une vive douleur se manifeste vers l'insertion supérieure du sterno-mastoïdien droit. Il y a à ce niveau un peu d'engorgement et l'on crait les oreillons. La fièvre est peu marquée ; la peau halitueuse. Dans la soirée, le pied gauche et le genou droit deviennent douloureux.

Le 16. Le rhumatisme est déclaré. La peau est chaude et moite ; le pouls à 100. Le pied gauche est gonflé et très douloureux. L'articulation du genou gauche, celle du poignet et de l'épaule, sout prises du même côté. L'épaule droite est très douloureuse ; les règles ont paru en petite quantité dans la journée. (Sulfate de quinine, 60 centigrammes'; liniment opiacé, une pilule de cynoglosse le soir.)

Le 17. La fièvre est vive ; pouls 120. Les articulations du côté gauche sont un peu dégagées ; celles du côté droit sont prises. Les sueurs sont abondantes. Toute la nuit, la malade a été tourmentée par des tintements d'oreille, des bruits de chute d'eau. Elle entend fort mal. Les battements du cœur sont réguliers ; le bruit systolique de la pointe, signalé dès le début, paraît un peu augmenté. Les sueurs sont toujours profuses ; les règles continuent, peu abondantes. (On supprime la quinine, qu'on remplace par 50 cent. de poudre de Dower. Uu vésicatoire est appliqué à la région du cœur.)

Le soir, la malade est très agitée et paraît moins souffrir du côté des articulations. La parole est brève ; la peau est baignée de sueurs ; le pouls à 124.

Le 18. Les douleurs sont tellement atténuées qu'on peut faire mouvoir, sans que la malade s'en plaigne, la plupart des articulations. Le pouls est à 124. La malade a déliré pendant la nuit. Le matin, elle est relativement calme ; mais la parole est toujours brève ; la figure anxieuse ; soif vive ; sueurs abondantes ; pas de céphalalgie, pas de délire.

Le soir, la température marque 41° ; pouls 124 ; les articulations sont libres. (2 gr. de bromure de potassium.)

Le 19. La nuit a été moins mauvaise ; il semble qu'il y ait un peu de détente ; le pouls est à 118, la température à 40 ; les articulations sont dégagées ; léger flux menstruel.

A 10 h. du matin, le délire revient ; l'agitation est constante ; la malade parle sans cesse ; la physionomie est très animée ; la peau couverte de sueur ; insomnie complète.

M. le professeur Gubler voit la malade dans l'après-midi, reconnaît une des formes les plus fâcheuses du rhumatisme cérébral et porte un pronostic très grave ; il conseille les applications froides sur la tête, les lotions fraîches sur la poitrine et le cou. Continuation du bromure à 4 gr.

Le soir, même état ; T. 40 ; P. 128.

La nuit a commencé avec assez de calme ; vers 2 h., une agitation croissante s'est manifestée ; elle est à son maximum à 4 h. On est obligé de tenir la malade dans son lit. Le délire est complet, bruyant; la connaissance absolument perdue.

Le 20. A 5 h. du matin, P. à 132; T. 40,5; le délire continue; crise, agitation, incohérence absolue; les yeux fixes, les pupilles immobiles; soubresauts des tendons. On peut à peine arriver à faire avaler quelques cuillerées de liquide; la malade serre la cuiller avec ses dents et refuse toute boisson. (12 sangsues aux oreilles; affusions froides sur la tête; calomel 1 gr.) Cet état ne se modifie pas dans la journée.

A 3 h., je vois la malade en consultation avec le Dr Aubrun. Elle est sans connaissance, quoique éveillée, agitée de soubresauts continus. L'état nous paraît désespéré. Le flux menstruel est encore indiqué, et l'on trouve du sang dans les urines, d'ailleurs fort rares; on ne peut savoir si elles sont albumineuses. (Large vésicatoire à la nuque descendant jusqu'au milieu du dos.)

A 9 h. du soir, l'état s'aggrave encore s'il est possible; les yeux sont fermés, les pupilles immobiles; tous les membres sont secoués comme par un frisson violent; quelques cris faibles, inarticulés, sont poussés de temps en temps; le corps est incessamment projeté à droite ou à gauche et tomberait hors du lit si la malade n'était continuellement maintenue. Le pouls est à 156; le thermomètre placé dans l'aisselle donne, au bout de deux minutes au plus, 41,6.

Il me paraît impossible que la malade survive plus de quelques heures; je propose à la famille, qui n'attend plus que le dernier moment, de tenter un nouvel effort, et je me rends aussitôt chez mon collègue le Dr Raynaud, qui veut bien se mettre à ma disposition pour essayer le traitement par les bains froids qui lui avait donné, dans un cas analogue, un succès inespéré. M. le Dr Pillot, qui l'avait assisté, fut également prévenu le lendemain, et nous pûmes ainsi suivre la malade heure par heure.

Nous arrivons vers 10 h. auprès de la malade. J'avais peur d'arriver trop tard. L'état dans lequel nous la trouvons nous permettait de tout tenter. A l'agitation succédait le coma final; le pouls était à peine comptable. Soutenue par deux personnes, la malade oscillait sans connaissance, râlant dès qu'on la plaçait sur le dos. Nous prévenons les parents que le bain pouvait amener une secousse mortelle. On s'en remet complètement à nous.

C'est dans ces conditions que nous engageons ce qu'on pourrait appeler une véritable lutte qui devait durer cinq jours, lutte féconde en péripéties, traversée de découragements et de relèvements inespérés, et dont tout médecin comprendra les vives émotions.

Le bain était préparé ; la température était de 23° centigrades. Nous y plongeons d'un coup la malade à 10 h. 25.

Le pouls inégal, irrégulier, était à 156 ; la température prise dans l'aisselle donnait, en moins de deux minutes, 41,6.

Au moment de l'immersion, notre malade devint tout à coup immobile, mais sans tendance à la syncope ; une violente horripilation se manifesta. Au bout de quelques minutes, les soubresauts des membres s'arrêtèrent.

Nous commençons à refroidir le bain au bout d'une demi-heure en y plongeant des morceaux de glace. 15 kilog. de glace amenèrent un abaissement de 3°. A 11 h., le pouls est à 124 ; à 11 h. 3/4 il est à 112 ; T. A. 38,2.

A ce moment, le bain est à 20°. Le frisson devient assez violent.

Nous voudrions arriver à un abaissement plus considérable de la température, mais la malade est très pâle, bien que le pouls soit bon. Le frisson augmente. Au bout d'une heure et demie, nous retirons la malade (11 h. 50).

Remise au lit, elle paraît plus calme ; aucune marque de connaissance ; on l'enveloppe d'un drap qu'on remplace au bout de quelques minutes par un drap sec sans chercher à la réchauffer davantage.

A 2 h., P. 96 ; T. 38°. Une selle abondante par le calomel ; délire tranquille.

A 4 h., P. 108 ; T. 38,4.

2° *bain*. — La température de ce second bain est de 16,5. Le frisson est violent et n'a pas cessé pendant toute la durée du bain, qui a été d'une heure.

A 4 h. 15, P. 108 ; T. 38°.

A 5 h., P. 104 ; T. 37,2.

Le 21. A 8 h. du matin, la connaissance n'a pas reparu ; délire toute la nuit : vers 6 h., cris, agitation ; P. 124 ; T. 38,2.

A 11 h., P. 132 ; T. 38,9.

3° *bain* à 17° centigrades de quarante minutes de durée avec affusions froides sur la face ; tremblement, horripilation ; les soubresauts des tendons disparaissent. A la sortie du bain, P. 116, T. 35,6.

A 1 h., T. 37,8 ; P. 112.

A 2 h., T. 38,3 ; P. 104.

Le délire paraît un peu diminué ; quelques traces de connaissance.

4e *bain* à 16° à 2 h. 30.

Ce bain est mal supporté. La malade y est prise de contractures des muscles du cou et des bras, d'aspect tétanique. Elle est saisie d'une horripilation profonde. Les mains sont bleuâtres, livides ; la face très pâle ; le pouls très atténué ne peut se compter. Au bout de dix minutes, on craint un accident ; la malade est retirée du bain ; sa température est de 35,5. Elle est frictionnée avec des linges chauds. On lui donne quelques cuillerées de vin de Malaga. Au bout de vingt minutes, le tremblement cesse, la température remonte à 38,2 ; le pouls à 112. A partir de ce moment, on donne toutes les deux heures 1 gr. de bromure, de manière à en faire prendre 10 gr. dans les vingt-quatre heures.

A 5 h. du soir, T. 37,9 ; P. 108.

A 7 h., T. 38,5 ; P. 120.

A 8 h. 45, T. 39,5 ; P. 132.

Le délire continue, mais doux et tranquille.

5e *bain*. — Nous portons cette fois la température du bain à 23°. Au bout d'un quart d'heure, on commence à le refroidir, de manière à porter la température finale à 21°. Cette manière de donner le bain nous a paru produire de meilleurs résultats. On l'a suivie jusqu'à la fin du traitement.

{ La malade est mise au bain à 9 h. 1/2 ; à 10 h., la température a rapidement baissé et marque 35,5 ; la malade est retirée.

A 10 h. 45, T. 37,6 ; P. 104.

A 1 h. 1/2, T. 38° ; P. 104.

Le 22. Toute la nuit, surtout à partir de 4 h. du matin, délire bruyant ; hallucinations de la vue ; tremblement.

A 2 h. 1/2 du matin, T. 38,7 ; P. 108.

La malade a déjà pris 5 gr. de bromure dans du bouillon.

6e *bain* d'une heure de durée à 3 h. 05 du matin ; le bain est à 25°, refroidi jusqu'à 21.

La température de la malade, au moment de l'immersion, est de

38,7. Une demi-heure après, elle est de 37,4 ; le pouls est à 108. Le bain produit un bon effet : le délire cesse pendant toute sa durée.

A 4 h. 05, sortie du bain.

A 4 h. 35, T. 37,8 ; P. 116.

A 7 h., T. 38,3 ; P. 104.

A 9 h. 15, T. 38,2 ; P. 116.

A 10 h. 15, T. 38,6 ; P. 132.

7e *bain* à 10 h. 35 du matin. Le bain est à 23° ; il a duré une heure.

A 11 h., T. 37,7 ; P. 104.

A 11 h. 30, T. 37° ; P. 104.

La journée est assez bonne ; il y a du calme, et par moment il semble que la connaissance tend à revenir. La malade jette les yeux autour d'elle, suit les personnes du regard. Elle a nommé sa femme de chambre et prononce le nom de l'un de ses enfants.

A 2 h. 1/2, T. 37,9 ; P. 112.

A 5 h., T. 38,2 ; P. 120.

A 6 h. 35, T. 38,6 ; P. 124.

L'agitation revient ; un peu de loquacité.

8e *bain* à 7 h. à 23,5 ; la température de l'eau a été abaissée à 19,5 ; le bain a duré une heure dix minutes.

Une demi-heure après l'immersion, la température est à 38° ; la malade commence à trembler, à claquer des dents. Sortie du bain à 8 h. 10 ; la température, prise immédiatement après la sortie, est de 36,4. Une demi-heure après, elle remonte à 37,4.

A 9 h. 15, T. 37,8 ; P. 104.

A 11 h., T. 38,2. P, 116.

La malade est tranquille ; elle tremble continuellement.

Le 23. La nuit est meilleure que les précédentes ; la malade est calme ; elle commence à fermer les yeux ; cependant la température monte toujours régulièrement.

A 1 h., T. 38° ; P. 104.

A 2 h., T. 38,2 ; P. 120.

A 7 h,, T. 38,7 ; P. 120.

Vers 8 h., la face est rouge, la respiration accélérée et pénible ; le pouls reste à 120, la température atteint 39,7.

9e *bain* à 8 h. 40 à 25°, refroidi à 21. Durée du bain, quarante-cinq minutes.

Pendant toute la durée du bain, contracture du cou, frissons incessants ; la température baisse rapidement.

A 9 h. 10, T. 37,8 ; P. 108.

A 9 h. 25, T. 36,4.

Sortie du bain.

A 11 h. 30, T. 38,2 ; P. 120.

La malade est toujours dans un état de somnolence comateuse dont rien ne la fait sortir.

Dans l'après-midi, la température remonte et atteint 39° à 4 h. du soir.

10e *bain* à 4 h. à 24°, abaiesé à 18 ; il a duré une heure. Pendant tout le bain, la malade ne donne aucun signe de connaissance,

A 5 h., T. 37,4 ; P. 120.

On la retire du bain. Les yeux sont fermés, les dents claquent. Elle marmotte quelques mots ; nous comprenons qu'elle demande qu'on la laisse tranquille. Les mâchoires sont serrées. Pendant deux heures, il est impossible de lui donner la moindre quantité de liquide ; on ne parvient qu'à grand'peine à la réchauffer. Les pupilles sont resserrées, immobiles ; la respiration précipitée, suspirieuse.

A 8 h., T. 38,4 ; P. 100.

Elle avale un peu de bouillon ; la respiration est meilleure ; elle paraît dormir.

A 9 h. 45, T. 38,4 ; P. 100.

Le calme continue ; elle avale un peu de bouillon.

Le 24. Vers minuit et demi, l'agitation reparaît, les lèvres sont tremblantes ; la température monte rapidement à 39,4.

A 1 h. 1/2, T. 39,7 ; P. 124.

11e *bain* à 23°, refroidi à 19 ; il a duré une heure cinq minutes.

Au moment où on la prend, pour la mettre au bain, la malade prononce distinctement quelques mots et dit d'un air chagrin : « Encore un bain. » Elle résiste et s'accroche au bord de la baignoire avec ses mains. L'effet du bain est remarquable ; la malade y reprend connaissance, reconnaît le médecin, lui fait en quelques mots des réponses raisonnables. Elle dit qu'elle grelotte, retire la tête quand on veut arroser la figure. Au bout de vingt minutes, la température est à 37°, le pouls est irrégulier à 104. Un frisson intense se déclare. Elle claque des dents ; on la retire du bain et on la réchauffe légèrement. A 3 h., T. 37,9 ; P. 106.

La nuit est bonne. Elle boit pour la première fois du bouillon à la tasse.

A 8 h. du matin, T. 38° ; P. 104.

Le sommeil est calme, la respiration égale. [Quelques réponses justes quand on l'excite par une interrogation un peu impérieuse.

A 10 h. 30, T. 38,3 ; P. 112.

Le calme continue. Elle parle de temps en temps, dit qu'elle est très malade, qu'elle va mourir, demande un prêtre.

A midi, T. 38,6 ; P. 100.

A 2 h., T. 38,6 ; P. 108.

La connaissance revient manifestement. Elle demande de l'eau pure.

A 8 h. 1/2, T. 39° ; P. 108.

Malgré cette augmentation légère de température, l'état général s'améliore rapidement. La malade reconnaît son mari et le nomme. Elle lui adresse quelques mots concernant sa mère et ses enfants. Elle retombe aussitôt dans son sommeil et boit toujours avec difficulté et lenteur.

A 9 h. du soir, 12ᵉ *bain*, à 24°, refroidi à 20 ; durée du bain : cinquante minutes.

La malade se trouve bien dans le bain ; elle y boit un tapioca. Au bout d'une demi-heure, elle s'y rendort, puis le frisson survient et persiste avec violence. A la sortie, la température est à 37,2 ; le pouls à 96.

A 11 h., T. 37,4 ; P. 100.

Le 25. La nuit est calme. A partir de ce moment la température se maintient définitivement au-dessous du point pathologique.

A 2 h. 30, T. 37,4 ; P. 96.

A 5 h., T. 37,4 ; P. 104.

A midi, T. 37,2 ; P. 88.

A 7 h. du soir, T. 37,8 ; P. 102.

A 10 h., T. 37,8 ; P. 100.

Le 26. L'amélioration est définitive. Le pouls oscille entre 84 et 100 ; la température ne dépasse plus 37,5. Dès la veille, la malade demandait son mari et lui donnait de nombreux signes de connais-

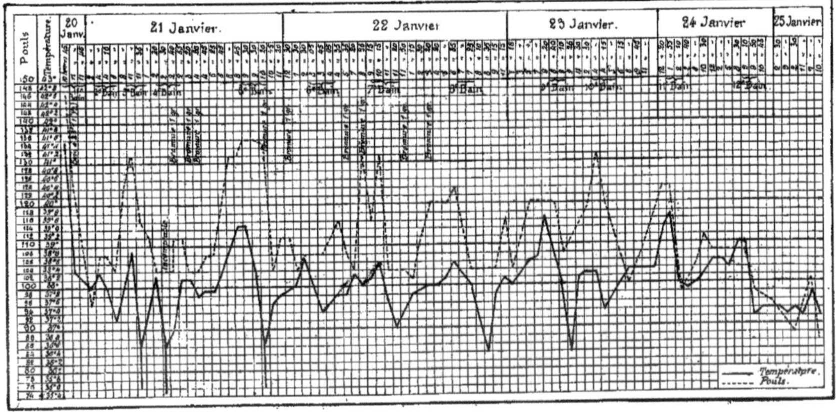

Pouls
Température
20 Janv.
21 Janvier.
22 Janvier
23 Janvier
24 Janvier
25 Janvier
Température
Pouls.

sance. Elle est toujours somnolente ; mais quand elle s'éveille c'est pour demander de l'eau, du lait froid.

Dans la journée du 26, chaque heure marque un progrès. Elle paraît anéantie, brisée ; mais l'intelligence revient. Elle reconnaît ce qui l'entoure. Les yeux sont remplis d'expression. Elle dort presque continuellement.

Le 27. Nuit excellente ; c'est une convalescence. La malade accepte avec plaisir des potages au lait et au consommé additionné de jus de viande, du vin de Bordeaux, des oranges. Elle ne paraît avoir aucune conscience de ce qui s'est passé.

Les jours suivants la convalescence se fait avec une surprenante rapidité. Dès le 1er février, la malade mange côtelettes et biftecks, et je suis obligé de modérer son appétit, qui est des plus vifs.

4 février. Elle a copieusement déjeuné et je trouve le pouls à 124 pendant la digestion sans qu'il y ait aucun malaise.

Aujourd'hui, 5 février, la malade se lève toute l'après-midi. La figure est excellente, la peau fraîche. Toutes les fonctions s'accomplissent parfaitement. Il y a dans le bras droit, à la partie supérieure, un peu de douleur que j'attribue aux pressions exercées pendant les mises au bain. On entend au premier temps et à la pointe le très léger bruit de souffle signalé au début. La malade n'a pas sensiblement maigri. La figure est vermeille. Elle sortira en voiture, si le temps le permet, dans deux ou trois jours.

Nous voyons dans cette observation, que loin de se laisser décourager par les résultats négatifs obtenus d'abord, M. Blachez a accentué encore davantage la réfrigération en donnant d'abord les bains à 16 degrés.

Ayant reconnu les inconvénients de cette manière d'agir, il donna les bains à 23 ou 25 degrés, en les refroidissant au bout d'un quart d'heure de 3 à 5 degrés.

Dans l'observation suivante, nous voyons M. Woillez employer la méthode réfrigérante malgré une complication d'endopéricardite.

Observation VIII.

Rhumatisme cérébral traitée par les bains froids. Guérison (1).

Mme M..., demeurant rue de Joinville, à la Villette, d'une bonne santé habituelle, était âgée de de 38 ans et encore bien réglée. En 1873, elle avait été légèrement affectée de rhumatisme articulaire; mais au commencement du mois où je la vis, elle avait été atteinte de nouveau, et cette fois avec une gravité exceptionnelle.

15 juin. Le rhumatisme avait envahi 4 ou 5 grosses articulations et celles des doigts. Il existait une fièvre intense qui s'expliquait non seulement par la gravité du rhumatisme articulaire, mais encore par une complication d'endopéricardite des plus manifestes. Je la vis pour la première fois le lendemain, 16 juin, et je constatai non seulement la complication de l'endopéricardite, caractérisée par un souffle cardiaque et du bruit de frottement, mais encore une pneumonie de la base du poumon droit. Des ventouses furent appliquées sans amélioration sensible

Jusqu'alors les articulations étaient le siège de la fluxion rhumatismale. Mais le jour suivant, le 17 juin, les articulations deviennent libres et les mouvements faciles, en même temps qu'apparaît du délire, de l'agitation et une fièvre ardente ; le pouls est à 140; la température axilaire est à 41°. Je vois la malade le lendemain matin, avec le même délire et les mêmes complications intra-thoraciques, qui nous font porter un pronostic fatal. Je conseille comme moyen ultime, et sans compter sur la réussite, je l'avoue, l'emploi des bains froids à 20 degrés centigrades, et donnés de trois en trois heures jusqu'au retour de la fluxion articulaire.

Le lendemain, je crus la malade morte en voyant la baignoire à la porte de l'appartement; mais il n'en était rien. Il y avait eu, au contraire, une très grande amélioration. Les bains avaient été administrés, malgré les difficultés résultant de l'agitation extrême de la malade et de sa forte corpulence qui avait nécessité le concours de six personnes pour chaque immersion. Après le premier bain de

(1) Woillez. Acad. de méd., séance du 12 octobre 1880.

quelques minutes, pris jusqu'à l'apparition de frissons avec tremblement, la patiente avait eu moins d'agitation; après le deuxième bain, trois heures après le premier, l'amélioration avait été plus prolongée, et enfin, après le troisième, il y avait eu un repos et du sommeil pendant quelques heures et, en même temps, les phénomènes locaux articulaires du rhumatisme étaient revenus au niveau du genou gauche.

Tout délire avait disparu. Il éclata cependant de nouveau, le 21 juin, quatre jours après le premier accès, avec recrudescence de la fièvre, nouveau retour de la liberté articulaire, et hyperthermie axillaire au-dessus de 40 degrés. Le bain froid eut encore raison rapidement de cette nouvelle atteinte de rhumatisme cérébral; l'amélioration générale reprit son cours et, le 2 juillet, nous constatâmes la disparition de tous les accidents articulaires, thoraciques et cérébraux.

Quinze jours plus tard la malade partait en convalescence pour la campagne.

OBSERVATIONS IX, X et XI.

Rhumatisme cérébral traité par les bains froids (1).

IX.— Il s'agit d'une femme d'une trentaine d'années, atteinte d'un rhumatisme aigu polyarticulaire, et auprès de laquelle je fus appelé, rue du Temple, 54, par le Dr Boichox. Il existait chez la malade un délire avec retour de la liberté des grosses articulations d'abord envahies. J'avais un vif souvenir du succès récent du Dr Blachez, et j'hésitai d'autant moins à conseiller l'emploi immédiat des immersions froides, que cette dame habitait et dirigeait avec son mari un établissement de bains. La guérison fut rapide; je ne saurais donner des détails de ce fait, aucune note n'ayant été prise.

X. — J'eus, pour la troisième fois, occasion, l'année suivante, d'avoir recours aux bains froids pour un rhumatisme cérébral dans ma clientèle. C'est encore à la Villette que je fus appelé auprès d'une dame atteinte de rhumatisme cérébral survenu la veille et

(1) Woillez. Acad. de méd., séance du 12 octobre 1880.

qui recevait les soins du Dr Savorin. C'est un exemple très remarquable de la rapidité de la guérison dans certains cas.

La malade atteinte de rhumatisme articulaire aigu, qui est le sujet de cette observation, habitait rue de Flandre, au n° 47, où son mari tenait un débit de vins. Je fus appelé auprès d'elle le 12 décembre 1876. Je la trouvai en proie à un délire qui n'avait pas les caractères d'un délire alcoolique, et il me fut affirmé de la façon la plus positive que jamais elle n'avait fait le moindre excès de boissons fermentées. Ce délire coïncidait avec la disparition presque complète des phénomènes articulaires. La température axillaire était très élevée, puisqu'elle atteignait 41,4.

Les bains froids à 20 degrés furent donnés toutes les trois heures et, dès le soir du même jour, la fluxion articulaire avait reparu, le délire avait cessé, et la température était abaissée de près de 3 degrés ; elle était de 38,6. On cessa l'usage des bains, et la maladie marcha rapidement vers la guérison, malgré l'élévation du thermomètre à 30 degrés au moins, qui se fit trois fois d'une façon passagère. Voici le relevé des températures qui furent notées avec soin par le Dr Savorin, matin et soir pendant six jours, puis le matin seulement jusqu'au onzième jour après ma visite.

12 Décembre	T. M.	41,4	T. S.	38,6
13	—	—	38,4	—	39,6
14	—	—	39°	—	38,8
15	—	—	33,8	—	39,2
16	—	—	38,8	—	38,6
17	—	—	38,2	—	38,2
18	—	—	37,8		
19	—	—	37,4		
20	—	—	37,4		
21	—	—	37,5		
22	—	—	37°		

XI. — En outre de ces trois cas de guérison observés dans ma pratique, jai eu encore deux fois l'occasion de constater, dans les hôpitaux, la guérison rapide du rhumatisme cérébral, survenant dans les mêmes conditions que dans les observations que je viens de rappeler.

A la Charité, notre excellent collègue le Dr Bourdon m'a procuré l'occasion d'en constater un nouvel exemple des plus remarquables. Ayant eu par moi connaissance du fait intéressant de la Villette que j'ai rapporté tout à l'heure, et dans lequel de graves complications thoraciques n'avaient pas empêché la guérison de l'encéphalopatie rhumatismale, il voulut bien me demander mon avis sur le fait d'un jeune homme admis depuis peu de jours dans sa division. Il était affecté d'un rhumatisme articulaire fébrile compliqué de pleurésie avec épanchement, et il venait d'être atteint d'accidents cérébraux. A l'apparition du délire on avait vu disparaître la fluxion des grosses articulations, et la facilité du mouvement revenir, tandis que la température axillaire était notablement élevée. L'existence de la pleurésie faisait hésiter notre savant confrère pour l'emploi des bains froids ; mais comme cette complication ne nous paraissait pas plus grave que l'endopéricardite et la pneumonie de la malade dont je lui avais raconté l'histoire, les bains à 20 degrés furent prescrits, et, dès le lendemain, les accidents cérébraux avaient disparu, les articulations étaient prises de nouveau, et l'épanchement pleurétique, loin de s'aggraver, guérit assez rapidement, ainsi que le rhumatisme articulaire.

VII.

CONTRE-INDICATIONS.

Existe-t-il des contre-indications à l'emploi du bain froid dans le traitement du rhumatisme cérébral? Plusieurs fois, en même temps que lui, existaient des complications du côté de divers organes, des pécicardites, des endocardites, des pneumonies. Mais ces accidents, malgré leur gravité, ne constituent pas des contre-indications absolues. En présence d'un danger de mort prochaine, l'abstention est défendue. Il est d'ailleurs à noter, au moins en ce qui concerne les complications cardiaques, qu'elles ne sont point nullement influencées par le bain froid, ou même que ce dernier a exercé plutôt une influence favorable dans certains cas. Les deux observations rapportées par M. Woillez semblent venir à l'appui de cette assertion.

Mais, en doit-il être de même pour les complications qui paraissent résulter directement de la méthode réfrigérante? Ces complications si fréquentes et si graves dans la fièvre typhoïde, traitées par la méthode de Brand, ont été rarement observées dans le rhumatisme cérébral, ce qui semblerait démontrer que la plupart tiennent à la maladie elle-même. M. Woillez va même jusqu'à dire, qu'on ne ne connaît pas d'exemple de nocuité des bains froids dans le rhumatisme cérébral. Cependant M. Raynaud a rapporté l'observation d'une pneumonie bâtarde survenue dans ces circonstances, et l'on ne peut nier que la méthode des bains froids ne porte en elle-même ses dangers. Elle peut provoquer des pneumonies, des pleurésies, ainsi que l'ont signalé d'autres auteurs (Féréol, Southey, Moutard-Martin). La syncope est aussi un accident des plus redoutables qu'elle peut provoquer (Lasègue) et dont la possibilité nécessite la surveillance la plus attentive. M. Féréol rapporte une observation dans laquelle il nous montre le malade prêt à succomber dans la baignoire même; ce n'est que grâce à des flagellations et à des frictions énergiques qu'il pnt être replacé dans son lit, encore respirant. Et bien que la mort ne soit venue que quelques heures plus tard, on n'osa point (et cela se comprend) renouveler la tentative. Les congestions semblent se produire avec une certaine prédilection du côté des muqueuses. M. Raynaud a vu dans un cas de guérison rapide, dans la journée même qui suivit la cessation du délire, survenir une très abondante expectoration muqueuse qui dura deux heures seulement, et cessa pour ne plus revenir. Nous rapporterons plus loin, d'après ce même auteur, l'observation d'une femme qui, le troisième jour de son traitement, fut prise d'un flux intestinal prodigieux, d'une diarrhée cholériforme à la suite de laquelle elle succomba. Ces deux derniers faits offrent un grand intérêt : les partisans de la métastase pourraient admettre que ces fluxions violentes ne sont autre chose que des métastases, d'autant plus que d'après les observations de M. Raynaud, l'apparition de ces accidents nouveaux coïncidait avec la cessation de tous les symptômes du rhumatisme cérébral.

Il faut faire remarquer en outre, ainsi que l'a fait M. Raynaud, que ces diverses fluxions, rares en somme, puisque jusqu'à présent elles n'ont été observées que par lui, peuvent se manifester spontanément dans le cours du rhumatisme, sans la moindre intervention du froid.

VIII.

RÉSULTAT DE LA MÉTHODE RÉFRIGÉRANTE.

C'est depuis 1870 seulement, depuis qu'on a appliqué le thermomètre à l'étude du rhumatisme cérébral et mesuré l'exagération extrême de la température, qu'on a appliqué les réfrigérants dans le traitement de la maladie. Les cas de guérison, si l'on n'envisage que ce petit nombre d'années, sont relativement assez nombreux ; un certain nombre de décès sont aussi à signaler.

Cas de guérison. — M. Woillez a fait un relevé de tous les faits heureux actuellement connus. En 1871, Wilson Fox a publié trois observations de rhumatisme cérébral traité par le froid ; il obtint deux guérisons. M. le professeur Lasègue a fait connaître, comme nous l'avons déjà dit, le travail de Wilson Fox, en France.

Après Wilson Fox, Southey et Gull ont rapporté, de leur côté, deux observations de rhumatisme cérébral combattu avec succès par la méthode réfrigérante. En 1874, M. Maurice Raynaud publie la première observation de rhumatisme cérébral traité par les bains froids en France. En 1875, MM. Blachez, Féréol, Vallin, Colrat (de Lyon) publient de nouveaux succès. M. Ducastel, établissant en cette année les statistiques des cas de rhumatisme cérébral traité par les bains froids, montre que sur 14 cas, on a obtenu 10 guérisons, et compté seulement 4 morts. Depuis cette époque, d'autres cas de guérison ont été publiés par M. Langlebert. M. Woillez a obtenu 6 succès nouveaux dont il rapporte brièvement l'histoire dans sa communication à l'Académie. Le docteur Trier (de Copenhague) (1) sur 11 cas de rhumatisme cérébral a relevé 3 cas de mort et 8 guérisons. Il donnait aux malades des bains à 25° et d'une durée de 10 minutes. Quelquefois la température des bains a été portée à 20°, sa durée n'excédant jamais un quart d'heure.

En résumé, les résultats obtenus par la méthode réfrigérante sont des plus encourageants. Comme le dit M. Lasègue, l'usage des bains froids semble destiné non à faire disparaître les dangers du rhumasisme cérébral, mais à diminuer le chiffre de l'effrayante mortalité qu'on observait autrefois.

---

(1) Trier. Des accidents cérébraux du rhumatisme articulaire aigu. (Nordikst medicinisk Arkiv, n° 7. Copenhague, 1877.)

Cas de mort. — En regard de cette statistique si brillante, il faut en placer les revers sur lesquels M. Raynaud
a beaucoup insisté dans sa communication et qui n'offrent
pas un moindre intérêt que les faits heureux. Constatons
tout d'abord que ces revers ne peuvent point affaiblir l'effet
produit par les succès, car la proportion de ceux-ci est trop
considérable, surtout si l'on compare en même temps les
résultats obtenus par les méthodes anciennes. Dans son
relevé de 33 cas de rhumatisme cérébral observés depuis
1870, M. Ducastel compte 19 cas de mort chez les malades
traités par les moyens ordinaires. Depuis la thèse de
M. Ducastel, les résultats ont peu varié et continuent
eucore de plaider vivement en faveur des bains froids. Il
est vrai qu'un certain nombre d'insuccès ont été constatés
et par ceux-là même qui avaient le plus de confiance dans
la méthode et s'en étaient faits les plus ardents promoteurs.
M. Féréol, qui a obtenu par elle des guérisons inespérées,
nous disait récemment avoir essuyé, depuis, plusieurs revers qui avaient bien diminué sa confiance. Il partage
tout à fait sur ce sujet les opinions qui ont été émises à
l'Académie par M. Raynaud. Le traitement par les bains
froids ne peut être considéré comme devant guérir tous les
malades, il doit être considéré comme devant en guérir un
certain nombre. Cela suffit, en somme, si l'on songe au
petit nombre de guérisons obtenues par les méthodes em-
ployées autrefois : c'est tout au plus si M. Woillez a pu
trouver dans la littérature médicale antérieure à 1870, et
dans la littérature actuelle, une dizaine de cas de guérison,
et encore quelques uns de ces cas sont peu précis, et d'autres sujets à contradiction.

Il faut enfin remarquer, à l'exemple de M. Raynaud, que
même dans les cas qui se terminent mal, la maladie se

J. Ortiz.   6

t trouve transformée. Au lieu d'être emporté rapidement en quelques jours ou même en quelques heures, le malade survit pendant un temps plus ou moins long, quelquefois des semaines entières. Ces cas prolongés, grâce à l'intervention de la thérapeutique, offrent le plus grand intérêt, et nous rapporterons in extenso les faits que M. Raynaud a eu l'obligeance de nous communiquer et qu'il avait présentés en les résumant dans sa communication à l'Académie.

OBSERVATION XII.

Mlle E. D..., âgée de 19 ans, est une jeune fille d'un tempérament sec, brune de peau, assez maigre, mais jouissant habituellement d'une santé excellente; clle n'est nullement nerveuse. Elle a été atteinte, à l'âge de 9 ans, d'un rhumatisme articulaire bien caractérisé, qui dura quelques semaines, ne fut accompagné d'aucune complication viscérale, et guérit sans laisser de traces. A cela près, elle n'a jamais eu de maladie tant soit peu sérieuse.

Le lundi 6 mars 1876, après avoir été quelque peu grippée la semaine précédente, elle ressent dans uu genou une légère douleur, qui ne l'empêche pas de prendre une leçon d'équitation et de dîner en ville le soir. Le lendemain matin, elle éprouve, dans le cou-de-pied gauche, une douleur assez vive pour l'obliger à garder le lit. Les jours suivants, rien d'important à noter.

Le lundi 13, surviennent des sueurs assez abondantes pour transpercer les matelas, et en même temps une énorme éruption de sudamina. Il y a un peu de délire dans la journée.

Le 14. Suppression totale des douleurs articulaires, délire furieux, incohérent, parole brève, saccadée. Matin T. 40,2; soir 40,6. Nuit très agitée.

Le 15. Je vois la malade à midi avec M. Hérard. A ce moment, *coma vigil*; quoique le yeux soient ouverts, la malade est complètement étrangère à ce qui se passe autour d'elle, les yeux sont convulsés, presque cachés sous la paupière supérieure. Cependant la malade tire la langue par une sorte de mouvement automatique.

Trépidation universelle, soubresauts des tendons dans tous les membres; carphologie (C'est absolument l'état décrit par Beau sous le nom de paralysie générale aiguë.) La sensibilité générale est émoussée; elle sent cependant le pincement; l'attouchement de la conjonctive lui fait fermer les yeux. Elle marmotte des mots anglais. Le ventre est plat; pas de diarrhée, pas de taches rosées. L'éruption sudorale est à son maximum; il y a des sudamina rouges. Pas de douleurs, pas de gonflement articulaire. Cependant la température, malgré cet état si alarmant, ne dépasse pas 39,6, ce qui nous détermine à temporiser. Le soir, à 9 heures, la température atteint 40,2; l'état général a empiré.

On donne un bain à 23° la malade ne manifeste aucune sensation au moment où elle y est plongée. La température à 1 heure 1/2 du matin est à 38,9; le pouls à 100 ou 120 irrégulier, petit, intermittent. Battements du cœur faible, sans souffle, la respiration est régulière; la trépidation musculaire persiste. A 4 heures 1/2, les troubles circulatoires ont disparu; mais la température est remontée à 40°. Nouveau bain.

Le 16. Amélioration. Le facies est plus vivant après chaque bain L'agitation musculaire diminue; un certain état de stupeur persisté, mais les phénomènes somatiques ont disparu.

La nuit est assez bonne, et se passe sans agitation.

Le 17. Vers 5 heures du matin, une amélioration plus accentuée encore se produit dans le bain que nous prolongeons davantage, en voyant que la malade le supporte bien. Elle reconnaît tout le monde; une demi-heure après le bain, l'intelligence est complètement revenue; la température est à 35°.

La journée est excellente ainsi que la nuit.

Le 18. On note le matin un peu de dyspnée. L'auscultation nous fait constater un souffle à la base de poumon gauche en arrière, et des râles crépitants fins. Pas de matité. Faut-il en présence d'une pneumonie qui se déclare interrompre la médication? Cette pneumonie est-elle la conséquence de l'immersion. où n'est-elle que le déplacement de la fluxion?

Après discussion, nous adoptons un parti mixte, nous décidons l'application d'un large vésicatoire à la base gauche et nous attendons. Mnis vers 10 heures, la température est remontée à 40°; nouveau bain tiède à 30° que nous refroidissons au-dessous de 28°.

Amendement notable. Les bains sont donnés à trois heures d'intervalle jusqu'à 9 heures du soir. Pas de bains pendant la nuit.

Le 19. Bonne journée; la malade supporte bien le bain, elle sourit, plaisante. Mais lorsque la maladie est abandonnée à elle-même, la température remonte indéfiniment; et en même temps reparaissent l'agitation et les troubles circulatoires et respiratoires. On compte 40 ou 45 respirations quand le pouls est à 135 ou 140.

La respiration tombe à 28,30 quand le pouls est à 100 ou 110. Nous sommes ainsi amenés par la force des choses à continuer le traitement commencé, à cause de l'évidence de l'amélioration obtenue après chaque bain.

Le 20. Les bains sont donnés à huit heures d'intervalle.

Le 21. Ils sont donnés à treize heures d'intervalle, la trempréature est maintenant à 39,5. Le soir remonte jusqu'à 40°, puis de deux heures à cinq heures du matin jusqu'à 40,9.

Le 22. Les bains sont plus fréquents. A partir de 4 heures 1/2, la température reste à 39,4 et n'atteint qu'à minuit 39,8.

Les jours suivants, on ne donne plus de bains froids d'emblée. On les donne à 30, 32 degrés.

Le moment de l'immersion est toujours agréable à la malade. La durée du bain varie de vingt-cinq minutes à trois quarts d'heure.

Elle a été une fois d'une heure et demie.

Tantôt nous n'abaissons pas la température du bain au-dessous de 30°, tantôt nous l'abaissons jusqu'à 26°. L'abaissement du pouls qui ne manque pas de se produire dans le bain nous sert de règle; il commence cinq à dix minutes après le moment de l'immersion; il descend jusqu'à 110, 104, quelquefois 96, jamais au-dessous.

L'abaissement maximum se produit après la sortie du bain; à ce moment le malade ressent habituellement un grand bien-être qui dure de trois à cinq heures; souvent il se produit un sommeil paisible. C'est aussi le moment dont on profite pour l'alimentation.

Les intervalles entre les bains ont été très variables : nous sommes arrivés un jour à mettre treize heures, un autre jour quinze heures d'intervalle entre chaque bain. Nous prenons ordinairement la température deux heures après le bain. L'ascension se faisait alors lentement, puis arrivait un moment où la température remontait plus rapidement, d'un degré d'heure en heure. La malade avait conscience de la montée de la fièvre et nous en prévenait. C'est alors que nous faisions une nouvelle immersion.

Depuis le 19, il n'est presque plus question d'accidents cérébraux. Pas le moindre tremblement musculaire, intelligence très nette, la malade a conscience de l'amélioration obtenue et se prête docilement au traitement. Quand le grelottement se produisait dans le bain, elle demandait à être retirée de l'eau.

Pendant ce temps, le souffle tubaire seul indiquait l'existence de la pneumonie.

Le 21, il remontait jusqu'à la pointe de l'omoplate gauche. On l'entend aussi à droite. Pas de matité, pas de râles sous-crépitants, pas d'expectoration d'aucune sorte, pas de toux, pas de point de point de côté, pas de dyspnée. L'accélération des mouvements respiratoires était en rapport manifeste avec la fièvre ; les deux phénomènes étaient toujours parallèles. Cette réunion de caractères nous a fait penser qu'il s'agissait là non d'une pneumonie ordinaire avec hépatisation mais probablement d'une *fluxion de poitrine de nature rhumatismale*. (Ajoutez que la résolution ne s'est nullement produite vers le 6e ou le 9e jour comme dans une pneumonie.)

Nous étions toujours soutenus dans la lutte par l'avantage marqué obtenu après chaque bain et aussi par le raisonnement suivant :

Si c'est une pneumonie, nous disions-nous, elle suivra sa marche, et comme elle a les allures d'une pneumonie bénigne, elle devra se résoudre vers le neuvième jour ; si c'est une sorte de pyrexie dont nous ne connaissons pas la nature, nous n'en savons pas d'avance le terme, mais elle aura une fin, et en attendant, il n'y a aucun inconvénient à continuer un traitement dont la malade paraît évidemment se trouver bien.

Cependant les jours se succédaient sans apporter d'amélioration. Notre inquiétude devint continue lorsque le neuvième jour fut passé sans que des signes de résolution se fussent manifestés du côté de la poitrine.

Dans la journée du dimanche apparut un signe de mauvais augure ; la lenteur et l'irrégularité de la respiration (phénomène de Seynes-Stokes.)

Depuis quelques jours, du reste, la malade ne mange presque plus : elle prenait auparavant des œufs bouillis, du jus de viande, du vin de moscatelle, et enfin du cognac, environ 100 grammes par jour. Vers le soir les idées se troublent, le facies reprend l'aspect cadavérique qu'il avait au début, on parvient avec peine à obtenir l'attention de la malade.

Le lendemain M. Hérard déconseille le bain, je le suppliai d'y consentir et d'y assister. Encore une fois le facies reprit une expression vivante, la malade parla raisonnablement et put prendre un peu de nourriture. Mais ce fut la dernière fois. Trois nouveaux bains furent donnés avant la mort, mais ils ne produisirent qu'un faible abaissement du pouls qui ne tombait guère au-dessous de 120. Cet abaissement mettait plus d'une demi-heure à se produire, tandis qu'au commencement il se produisait dès les premières minutes.

Un amaigrissement rapide s'était produit dans les cinq derniers jours. Le dernier jour (lundi), la respiration devint lente et interrompue.

A partir de minuit, le pouls devint petit, irrégulier, filiforme, et enfin le malade succomba le mardi matin à 5 heures 1/2.

M. Raynaud croit qu'en résumé on peut diviser l'observation de ce fait en quatre périodes :

1ro période. — Rhumatisme articulaire simple.

2e période. — Accidents cérébraux rapidement amendés par le bain froid.

3e période. — Apparition de la pneumonie. Alternatives d'amélioration et d'aggravation.

4e période. — Les bains froids n'ont plus d'action. La malade finit par succomber,

OBSERVATION XIII.

Mme J..., âgée de 35 ans, un peu grosse, est atteinte d'un rhumatisme articulaire datant de quelques jours, lorsque je suis appelé (19 juillet 1879) près d'elle par M. le Dr Landrin. Elle vient d'avoir ses règles, les douleurs ont disparu, il y a beaucoup d'agitation. La malade a pris un peu de salicylate de soude et d'aconitine. Ce traitement est suspendu. On donne dans la soirée un bain tiède à 32°.

Ce jour là, la température ne dépasse pas 39,5. Il n'y a pas de délire proprement dit, mais un état cérébral singulier, de la loquacité ; la malade tutoie sa bonne et déclare qu'elle la tutoiera désormais parce que celle-ci la soigne très bien. Auparavant elle ne pouvait pas la souffrir.

Quelques bains tièdes sont encore donnés les jours suivants. Le 21 les douleurs qui avaient disparu viennent de reparaître assez vives au poignet gauche. C'est une indication de ne pas brusquer les choses. On continue les bains tièdes à température décroissante jusqu'à 28°.

Le 23, le délire est furieux, c'est le tableau d'un accès de manie aiguë ; la température est à 41,6.

La malade vocifère, rejette tout ce qu'on veut lui faire prendre : elle présente un *pharyngisme* aussi accentué que celui de la rage. On commence alors à donner les bains à 20°, et *il est probable qu'on aurait mieux fait de le donner plus tôt.* Le bain dure une demi-heure et la calme; elle boit avec avidité dans le bain. La température s'abaisse à 38°. Le Dr Buzot passe la nuit près de la malade.

Le 24, amélioration marquée; calme relatif; les réponses sont justes. La malade dort pendant quelques instants. Jusque là la constipation avait été opiniâtre, on avait dû lui donner des lavements purgatifs. Nous trouvons le ventre sensible dans la région de l'hypochondre droit.

Le 25. La raison est entièrement revenue. On note encore cependant quelques bizarreries. Le météorisme est considérable et le ventre sensible à la pression.

Dans cette journée survient sans provocation une énorme débâcle, environ deux seaux de matières liquides très fétides. La voix est cassée, ce qu'il faut attribuer en partie aux vociférations des jours précédents.

Plus tard le ballonnement augmente encore, mais la diarrhée cesse. Il semble qu'il se soit fait une forte poussée congestive vers l'intestin, et peut-être aussi vers le foie (pas d'ictère).

La raison est complètement revenue. La malade a demandé hier un prêtre et l'extrême-onction.

Le pouls est très petit. Il y a de la tendance au refroidissement des extrémités, malgré la chaleur des parties centrales.

Le 26. Elle accuse une fièvre très prononcée, mais il lui est impossible de prendre autre chose que du bouillon et des œufs. Pas de céphalalgie ; la malade divague peu, elle veut seulement partir pour la campagne, ce qui est manifestement impossible. La température ne remonte pas au-dessus de 40°. A cette température on lui donne un bain froid, ce qui arrive environ trois fois par jour.

Le 27. La température remonte à 41,5. Le météorisme a presque disparu, il n'y a plus de douleurs abdominales, mais la malade paraît étrangère à tout ce qui se passe et plongée dans le coma de l'agonie. On compte 60 respirations par minute, et 120 pulsations cardiaques. Le pouls est imperceptible. La face est un peu cyanosée l'aspect rappelle celui des cholériques. Dans cet état je suis fort étonné, lorsque l'ayant interrogée elle me répond paisiblement qu'elle ne souffre pas, qu'elle ne se trouve pas. Vu la température énorme, je lui fais prendre un bain qu'elle supporte bien.

Mais peu après, elle retombe dans le même état d'adynamie et meurt vers 4 heures du soir.

M. Raynaud fait remarquer, dans quelques notes annexées à cette observation et qu'il a bien voulu nous communiquer, que le bain froid a eu, dans ce cas, une action rapide sur les accidents cérébraux et particulièrement sur le délire. Le fait remarquable de cette observation, c'est la douleur abdominale survenue le lendemain du jour où a commencé le traitement. On pense d'abord à une péritonite rhumatismale, mais il n'y avait pas de vomissements, La débâcle intestinale qui s'est produite fait penser, sinon à une entérite, du moins à une fluxion du côté de l'intestin, accompagnée d'un météorisme singulier ; ces phénomènes n'ont guère duré que vingt-quatre heures.

M. Raynaud se demande si ceux-ci doivent être mis sur le compte des bains froids ou s'il faut penser à une fluxion rhumatismale indépendante de leur action. La malade avait pris un peu de calomel l'avant-veille ; mais il est douteux qu'on puisse accuser cette purgation. M. Raynaud pense, en dernière analyse, qu'il s'agit plutôt d'un fluxion rhumatismale. Les urines n'ont pas été examinées; la malade urinait dans le bain.

Il faut remarquer que la malade *n'avait pas de céphalalgie ;* interrogée sur ce point, elle a toujours répondu négativement. Il n'y en a eu que pendant 24 heures, au début de la maladie, et encore a-t-elle été très légère.

Le spasme du pharynx, phénomène insolite qui a duré une journée, a cédé aux bains froids.

Ces divers phénomènes ont présenté une mobilité extrême. La fluxion articulaire a *reparu* à deux ou trois reprises, mais toujours d'une manière incomplète. M. Raynaud est d'ailleurs convaincu que les bains froids tendent plutôt à ramener qu'à faire disparaître cette fluxion. Il n'y a jamais eu de complication ni du côté du cœur, ni du côté du poumon.

La physionomie de la maladie avait fini par être absolument différente de celle d'un rhumatisme, elle avait plutôt celle d'une pyrexie grave. La cyanose finale avec énorme accélération de la respiration, donne l'idée d'une altération du sang avec obstacle à l'hématose, comme si les globules ne pouvaient plus fixer l'oxygène.

Nous devons aussi rappeler ici l'observation communiquée par Southey à la Société médicale de Londres et dans laquelle le malade a survécu pendant 22 jours. Cette observation nous offre en outre une complication thoracique grave, due probablement à l'emploi prolongé de la méthode réfrigérante.

OBSERVATION XIV.

Homme de 25 ans, bien constitué, atteint d'un rhumatisme articulaire franc. Pendant les quatorze premiers jours de la maladie, la température avait oscillé entre 37,6 et 39,1. Au 18e jour, péricardite accompagnée de délire et de coma vigil, pendant que disparaissent les douleurs de jointures. La température monte à 40 et 40,5. Le malade est alors plongé dans un bain à 35° que l'on refroidit rapidement jusqu'à 21°. Le délire se dissipe immédiatement et la température axillaire descend à 38°, pour remonter peu après la sortie du bain. On enveloppe alors le malade dans un drap mouillé à 18° où il reste environ une heure. La température du corps s'abaisse de nouveau, et se maintient pendant deux jours 38,3 et 38,8.

Pendant les jours qui suivent, les enveloppements en drap humide sont renouvelés trois fois par jour, et chaque fois avec un amendement notable du délire et de l'agitation.

Au 32e jour la température paraît se fixer à 38° et pendant douze heures la connaissance est parfaitement revenue. Cette amélioration coïncide avec une réapparition très fugace des douleurs articulaire. Finalement se déclare une *broncho-pneumonie* qui enlève le patient au 42° jour de la maladie.

Nous ne donnons ici qu'un court résumé de cette observation. Nous voyons que les enveloppements dans le drap mouillé ont été renouvelés pendant plusieurs jours, et qu'ils ont paru avoir sur le rhumatisme cérébral des effets aussi nettement accusés que ceux du bain froid. Les enveloppements ont l'avantage d'être moins effrayants dans leur application que le bain froid, mais nous n'oserions pas dire qu'ils peuvent lui être préférés. M. Lasègue pense que si l'hyperthermie commande l'usage de la réfrigéraion générale, il vaut mieux recourir au bain froid, qui assure plus certainement la température l'abaissemment de du corps et n'expose pas plus que les autres pratiques : drap mouillé, affusions froides, lotions froides, aux accidents de congestion.

Comme on le voit d'après la lecture de ces diverses observations, si la maladie n'a pas été vaincue par le traitement, il y a eu cependant une amélioration telle, une prolongation de la vie assez importante, dans quelques cas, pour que ces revers ne puissent décourager les praticiens d'entreprendre le traitement du rhumatisme cérébral par la méthode réfrigérante. Dans ces circonstances, nous voyons en effet une amélioration suivre rapidement le bain froid ; on a même observé la cessation complète des accidents cérébraux. La maladie a complètement changé d'aspect ; on se trouve en face d'une pyrexie grave, parfois sans détermination locale apparente. Le malade maigrit rapidement, s'affaiblit, tombe dans la torpeur et dans une adynamie profonde. Quelquefois, au contraire, comme dans les cas précités, une fluxion se produit sur une autre organe, et parfois avec assez d'intensité pour déterminer la mort.

Nous n'avons pas besoin d'ajouter que ces accidents dont on peut, dans une certaine mesure, accuser le bain froid, ne peuvent cependant nous faire renoncer à son emploi, et cela, par cette raison : c'est que nous considérons la méthode réfrigérante comme étant la seule qui ait donné jusqu'ici des succès réels, indiscutables. Les guérisons obtenues par les autres méthodes sont, pour la plupart, sujettes à contestation. C'est toujours une grave détermination pour le médecin que de se résoudre à plonger le malade dans le bain froid : cependant l'hésitation ne doit pas être longue ; les essais de traitements divers ne doivent pas être multipliés. Il ne faut pas oublier, comme l'a dit M. Raynaud. que pendant le temps nécessaire pour qu'un vésicatoire prenne, le malade peut être déjà mort. L'observation publiée par M. Potain dans la *France médicale* (1879) montre combien il faut savoir se décider rapidement et à quel danger on peut arracher les malades.

Observation XV.

Un jeune astronome, au retour d'une expédition pénible à l'île Saint-Paul, où il avait été observer le passage de Vénus, se livra avec ardeur à des travaux de calcul qui exigeaient une grande conention d'esprit, en même temps qu'il poursuivait des recherches qui l'obligeaient à passer souvent de longues heures dans les cours de l'observatoire. C'est dans ces circonstances qu'éclata un rhumatisme, grave dès l'abord et très rapidement accompagné d'accidents cérébraux si foudroyants, qu'ayant vu le malade, un soir, dans un état d'excitation qui m'avait donné quelque inquiétude et fait tout préparer pour recourir aux bains froids, je le trouvai dans la nuit, presque sans vie les cornées déjà dépolies par l'approche de la mort. Alors commença une lutte pleine d'émotions, qui se termina par la guérison, le délire, calmé par le bain, reprenait dès que la température, quelque temps abaissée, s'élevait de nouveau et dépassait 39,5, de sorte qu'il fallait sans cesse plonger le malade dans l'eau froide. Enfin la guérison fut assurée, mais, sur l'un des yeux, une abrasion de la cornée marquait encore à quel danger il échappait.

Lorsque le malade n'est pas entraîné par ces fluxions aiguës, on a sous les yeux, dans les cas d'insuccès, une sorte d'état typhoïde, s'accompagnant d'amaigrissement rapide et de phénomènes d'algidité et de cyanose. Des eschares peuvent même se produire au sacrum, comme nous le voyons dans l'observation publiée par M. Boussi. Le malade succomba à l'infection purulente (1).

Ces accidents, il ne faut pas l'oublier, ne sont pas étrangers au rhumatisme cérébral, on les retrouve, en effet, dans les formes sabaiguë et chronique ne s'accompagnant pas d'hyperthermie. Il semblerait que le bain froid, incapable

(1) Boussi. Bulletin de la Société clinique, p. 272-280. Paris, 1877.

dans ces cas, de guérir la maladie, ait modifié sa forme clinique de façon à reproduire d'autres types de la maladie. Dans les cas où la vie se prolonge, dit M. Besnier et notamment dans les cas d'aliénation rhumatismale, on voit survenir assez communément une altération générale, profonde et rapide, de la nutrition, un amaigrissement entièrement prompt parfois, un état d'anémie rapidement prononcé. Ces phénomènes diffèrent peu, comme on le voit de ceux qui ont été décrits par M. Raynaud; mais dans ces cas malheureux même, il est impossible de méconnaître l'importance du résultat obtenu. Le pronostic de ces cas prolongés présente toujours la plus grande gravité, mais on peut encore espérer que le profond épuisement des malades peut céder parfois à une médication tonique et reconstituante bien dirigée.

Convalescence. — Il est remarquable, pourtant, de voir combien la convalescence est rapide le plus souvent dans les cas qui guérissent par la méthode réfrigérante. Quelques jours après la cessation du traitement, le rétablissement est à peu près complet. Souvent les malades ont un appétit extraordinaire, ils ne peuvent parvenir à se rassasier. Il est rare que des douleurs articulaires ou d'autres symptômes de rhumatisme persistent. Il est rare aussi de voir subsister quelques phénomènes indiquant la persistance de quelque lésion du système nerveux. Cela s'est observé quelquefois, comme dans l'observation de M. Féréol, mais ordinairement le retour à la santé est complet et rapide. Le médecin n'a pas d'autres indications à donner que celles qui s'appliquent à tout rhumatisme articulaire aigu au moment de la convalescence.

CONCLUSIONS.

1° La médication réfrigérante doit intervenir dans les cas de rhumatisme cérébral avec hyperthermie et délire, avec ou sans suppression des fluxions articulaires.

2° Dans ces cas, l'hésitation n'est guère admissible en présence du grand nombre de succès obtenus et du danger que court le malade.

3° Les statistiques montrent, en effet, combien la méthode réfrigérante a réduit le chiffre effrayant de la mortalité qu'on observait autrefois. Cependant, il ne faut point la considérer comme devant toujours procurer la guérison; quoique beaucoup inférieur à celui des guérisons, le chiffre des revers est assez considérable.

4° Mais il faut remarquer que, même dans les cas de mort, une amélioration très notable a été obtenue presque toujours, la vie du malade a été prolongée, et la forme de la maladie parfois complètement modifiée.

5° Les bains semblent devoir être préférés aux autres procédés de réfrigération. Ceux-ci ont une action moins rapide, moins sûre, et exposent le malade aux mêmes dangers.

6° Le bain doit être administré à une température oscillant entre 20° et 25°; il est préférable peut-être de donner le bain à une température de 30° et de 28° et d'abaisser progressivement la température à 20°, en ajoutant de l'eau froide.

7° L'hyperthermie constitue l'indication principale de la méthode réfrigérante. Mais celle-ci nous paraît aussi devoir être employée dans les cas de rhumatisme cérébral grave, fébrile, quoique non hyperpyrétique. C'est au clinicien à faire dans ces cas le choix du procédé de réfrigération, bain froid, drap mouillé, lotions, etc.

8° Jusqu'à présent, les auteurs ne signalent pas de contre-indication absolue de l'emploi de la réfrigération ; celle-ci n'a pas paru influencer les complications antérieures de rhumatisme. Mais il ne faut pas oublier que la méthode réfrigérante offre ses dangers : des mouvements congestifs violents, des pneumonies, des pleurésies, des syncopes graves ou même mortelles ont été observées.

Paris. — A. PARENT, imp. de la Faculté de Médecine, r. M.-le-Prince, 29-31.

A LA MÊME LIBRAIRIE

CARRIÉ. **Contribution à l'étude des causes empêchant l'ablation définitive de la canule après la trachéotomie chez les enfants.** In-8, 1879... 2 fr.

DESEILLE. (J.). **De la médication salicylée dans le rhumatisme chez les enfants.** In-8, 1879.. 2 fr.

HUGUES. (J.-L.). **Quelques considérations sur le traitement de la phthisie pulmonaire par la créosote vraie,** In-8 1878....... 1 fr. 50

OCTAVE ORTIZ COFFIGNY. **De l'ictère dans les kystes hydatiques du foie,** in-8, 1881.

LAGORGE (De). **De la méthode d'Esmarch** et en particulier de l'hémorrhagie capillaire consécutive. In-8 1879........................ 2 fr.

LATTEUX (Dr). chef du laboratoire d'histologie de l'hopital Necker, lauréat de la Faculté de médecine de Paris, officier d'Académie. **Manuel de technique microscopique,** ou résumé des connaissances nécessaires a ceux qui commencent l'étude du microscope. 1 vol. in-8, avec figures dans le texte. 1877.. Br... 5 fr,
Rel.. 6 fr.

LE GARREC. **Etude sur l'emploi des bougies de Bénique dans le traitement des rétrecissement de l'urèthre.** In-8, 1876..... .. 2 fr.

MARTINET (J.). **Etude clinique sur l'uréthrotomie interne.** avec une planche en lithographie. Paris, 1876.......................... 2 fr.

PARROT. **Leçons cliniques sur les maladies des nouveau-nés.** Syphilis héréditaire, athrépsie, faites à l'hospice des enfants assistés. In-8, 1878... 2 fr.

RAVAUD. **Essai clinique sur les nystagmus.** In-8. 1877........ 2 fr.
(Mention honorable.)

STEINER (J.). **Compendium des maladies des enfants à l'usage des étudiants et des médecins.** 1 vol. in-8, 1880. XXIII. 773 p. Br... 12 fr.
Traduit sur la 3e édition allemande par le Dr Keraval........ Rel.. 14 fr.

STOICESCO. **Du frisson (pathogénie et nature) ; sa valeur sémeiologique pendant l'état puerpéral.** avec 34 tracés thermosphygmiques. In-8, 1876. (Ouvrage couronné)............................... 4 fr.

Paris. — A. Parent, imprimeur de la Faculté de Médecine, rue M.-le-Prince, 29-31.

www.ingramcontent.com/pod-product-compliance
Ingram Content Group UK Ltd.
Pitfield, Milton Keynes, MK11 3LW, UK
UKHW020941140726
13695UKWH00003B/1139